AF742853

CLINIQUE ET POLITIQUE
DE LA DOULEUR

Études Psychanalytiques

Collection dirigée par Alain Brun et Joël Bernat

La collection *Études Psychanalytiques* veut proposer un pas de côté et non de plus, en invitant tous ceux que la praxis (théorie et pratique) pousse à écrire, ce, « hors chapelle », « hors école », dans la psychanalyse.

Dernières parutions

Cléopâtre ATHANASSIOU-POPESCO, *L'organisation du moi, À propos du parasitisme*, 2019.
Julien MAUCADE, *La radicalisation ou La résurrection du père par le fanatisme*, 2018.
Jean-Tristan RICHARD, *Handicaps, institutions et psychanalyse*, 2018.
Béatrice BÉRARD, Lydie CAMUS, Laurent KOELBLEN, Marie-Sarah NÉJADI, Dorit PERL, Christine ZIMAMOU-PRIGENT, *Perversion – Variations sur un thème*, 2018.
Catherine COMBASE, *Histoire de Psyfa – Psychanalyse et famille*, 2018.
Radu CLIT, *Du trauma à l'écriture, un point de vue sur la création littéraire de Herta Muller*, 2018.
Claude NACHIN, *Abrégé de psychanalyse*, 2017.
Cléopâtre ATHANASSIOU-POPESCU, *L'observation d'un bébé de zéro à deux ans dans sa famille. Commentaire psychanalytique*, 2017.
Abderrahmane SI MOUSSI et Mira OURARI-SI MOUSSI, *La psychothérapie psychanalytique en Algérie, Névrose individuelle et névrose collective*, 2017.
ASSOCIATION LA MAISON VERTE, *Prévention, vous avez dit prévention ?*, 2017.
Dominique WINTREBERT, Georges HABERBERG et Élisabeth LECLERC-RAZAVET (dir.), *Rencontres avec la castration maternelle*, 2017.
Guillemette BALSAN, *Temps et mélancolie, Après coup l'adolescence*, 2017.
Franca MADIONI (dir.), *Figures du vide. Psychopathologie et hypermodernité*, 2017.
Vladimir MARINOV, *Le démiurge et le funambule. Brancusi & Giacometti*, 2017.
Michelle MORIN, *De la création en art et littérature*, 2017.

Nafissa Boukerche-Delmotte

Clinique et politique de la douleur

Préface de Marcel Czermak

L'Harmattan

5-7, rue de l'École-Polytechnique, 75005 Paris

http://www.editions-harmattan.fr

ISBN : 978-2-343-17247-7
EAN : 9782343172477

Aux patients qui me donnent du grain à moudre.
À Guillaume, Gaspard et Valentin.

REMERCIEMENTS

Je tiens à remercier tout particulièrement M. Marcel Czermak pour l'attention qu'il a portée à ce travail, ses encouragements afin de le rendre public, sa présence indéfectible et son enseignement à l'École Psychanalytique de Sainte-Anne, qui m'a permis de m'initier à la navigation clinique.

Je tiens également à remercier M. Joël Bernat d'avoir accueilli cet ouvrage dans la collection *Études Psychanalytiques.*

Mes remerciements vont aussi à M. Michel Constantopoulos, qui m'a aimablement soufflé le titre de ce livre.

Enfin, je tiens à remercier M. Vincent Helfer pour sa lecture minutieuse de ce manuscrit et ses remarques quand il était encore en gestation.

« *Pour un psychanalyste, écrire n'est jamais qu'une conséquence, et même un raté, de ce qui le travaille* ».
J-B. Pontalis, *Entre le rêve et la douleur*, Paris, Gallimard, 1977, p.10.

« *On ne peut pas savoir. L'être humain est une énigme* ».
Still Walking, 2008, film de Kore-Eda Hirokasu.

Préface de Marcel Czermak

La lecture de l'ouvrage de Nafissa Boukerche-Delmotte, qui évoque « l'embarras » de la médecine contemporaine face à la douleur chronique, me donne l'occasion de faire un retour personnel : pourquoi devient-on médecin ?, me suis-je redemandé. Les raisons invoquées sont variées et aussi plates les unes que les autres. Pour ma part, j'imaginais ainsi économiser ma parole tout en soulageant de façon incontestable et en m'écartant de l'agitation politique. Avoir bonne conscience. Je me trompais, certes : l'économie de la parole suppose une fichue discipline, dans un dialogue, qui peut devenir ravageant. Bref, tous les dialogues ne sont pas frères. Quant à soulager, allez savoir ce qu'il y a à soulager… Quant à l'incontestable ! Il faut la naïveté du jeune homme que j'étais pour y aspirer. L'évidence met du temps pour apparaître : la médecine est un fantasme, même s'il se réduit progressivement par l'expérience et la technique. Mais plus il se réduit, davantage en nourrit-il un autre : celui qui, actuellement et de façon compensatoire, voudrait que l'on soigne l'homme, global de préférence. Or, l'homme n'est pas un objet de science. On appréhende, on traque les objets dans l'homme. Et ces objets mobilisent des procédures hétérogènes et souvent contradictoires, y compris au sein d'une même approche et pour un même objet. *« L'unité de la science »* participe de ce fantasme, en pulvérise la définition.

Du temps de Descartes, on connaissait les organes divers qui nous composent. On ignorait les fonctions. Ce fut l'un des grands débats du 19ème siècle, plus important que cette prévalence du regard à quoi Michel Foucault accorde la naissance de la clinique. Les *« Recherches physiologiques sur la vie et la mort »* de Bichat, tout comme les *« propositions de physiologie appliquées à la pathologie »* de Broussais, suscitèrent colères et polémiques. On n'ignore pas les tourments de Freud rédigeant sa métapsychologie. Je ne suis pas loin de penser que la théorie des pulsions, que Freud l'ait su ou pas, est sa réponse aux questions de Xavier Bichat. Du moins c'est mon hypothèse personnelle. Ces maîtres ont été formés dans le grand débat des organes et des fonctions. Mais la question reste cruciale : qu'est-ce qu'une fonction vitale ? Parcourons les meilleurs traités de physiologie contemporains. On y trouvera : la fonction cardiaque, respiratoire, uro-génitale et d'autres… mais aucun chapitre intitulé : Fonction. C'est quoi une fonction ? Alors même que l'on peut mourir dans l'intégrité de ses organes, par la défaillance d'une fonction et contre l'avis de Leriche qui disait que la santé était la vie dans le silence des organes. Vie et mort se nouent, en une unité étrange, en un monisme à double face. Au point que la plus extrême des douleurs puisse se retourner en une douleur exquise, voire en une jouissance divine. Il n'est pas fortuit que Freud nous amène les pulsions. Nos orifices s'ouvrent, se ferment et même les oreilles diaphragment : tous pulsent par la vertu de l'énigme de la fonction. Au point, d'ailleurs, que certaines pulsions puissent se déspécifier et d'autres s'hyperspécifier, entre pulvérisation et unification. Le corps fuit, chez tous, au point même que chez certains, ils puissent se voir passer dans un autre et souffrir dans un autre.

De mes études de médecine, je n'ai recueilli aucune conférence sur la vie et la mort et on ne m'en a jamais demandé une sur la douleur. Certes des enseignements sur ces douleurs dont l'objet était saisi : coliques hépatiques et néphrétiques, pancréatite aiguë hémorragique, infarctus… avec leurs caractéristiques propres et comme telles identifiables mais analytiquement inappréhendables. Puis ces douleurs fuyantes : ainsi celles de l'objet hypocondriaque, furet baladeur obturant l'organisme, mais parfois fixement terré : pénis obturé, appareil visuel bouché. Et puis les morts subites, « *sine materia* » après un mot, ou même sans mot sonorisé si ce n'est « à l'intérieur » quand bien même serait-on perplexe quant à la notion d'intérieur et d'extérieur de l'organisme.

Un jour que je me trouvais chez un ami neuroradiologue, il me dit devant son négatoscope affichant une série de clichés : « *Tu t'intéresses au syndrome de Cotard ? Regarde* ». Et me montrant une anomalie : « *Tu vois, la bête, elle est là* ». Mais les bêtes sont diverses : celles qu'on attrape et celles qu'on n'attrape pas. Puis celles qui vous attrapent. Toutes nous occupent. Freud dans « *Deuil et Mélancolie* » remarque que, dans la mélancolie, on sait parfois qui le sujet a perdu, mais qu'il est plus difficile de savoir <u>ce</u> qu'il a perdu. Le diable se pointant dans les détails, qu'est-ce que ce <u>ce</u> ?

Magendie, peu amène, commentant Bichat, disait : « *il nous encombre avec la mort, on a bien assez à faire avec la vie* ». Le même reproche, près d'un siècle plus tard, fut fait par certains psychanalystes, à Freud, sur le point de son : « *Au-delà du principe de plaisir* » et de la pulsion de mort. Nous n'avons, en dépit de nos avancées « scientifiques », aucune idée de ce qu'est la vie. Je n'ignore pas et je l'ai appris tardivement, que la plus grande des douleurs est de ne plus souffrir de rien, ce que Jules Cotard avait dénommé : analgésie douloureuse. Superbe terme, n'est-ce pas ? N'être qu'un mort-vivant. Il y en a plus qu'on ne croit. Ils ne hantent pas seulement les Antilles sous la forme des « Guédé ». En attendant, ce qu'on appelle la vie nous laisse ses reliquats, voire ses résidus. Certains trop agités, d'autres excessivement inertes.

Je ne suis pas porté à décrier les réunions « pluridisciplinaires » qui font la doxa, mais je n'ignore pas qu'une cervelle bien orientée vaut mieux que dix cacophoniques. Et dans le tintamarre, qu'est-ce qui fera autorité ?

Politique : on fabrique des spécialistes de la douleur alors que la douleur est partout ! Il est assez ahurissant qu'au motif légitime : « *Faut pas laisser souffrir les gens !* » tel gouvernement suggère l'utilisation par les patients *« d'abaques à douleur»* étalonnées de 0 à 10, avec parfois pompes à morphines pour auto-utilisation. Alors, et ceux qui ne souffrent pas ou plus du tout, que faudrait-il leur prescrire ?

Marcel Czermak

Psychiatre et psychanalyste ;
Ancien psychiatre des hôpitaux du
Centre Hospitalier Sainte-Anne à Paris.
Fondateur de l'École psychanalytique de Sainte-Anne.

Avant-propos

Le point de départ de ce travail est notre pratique de psychologue clinicienne auprès de patients douloureux chroniques dans un service de médecine.

Le premier point que nous souhaitons souligner, c'est sans doute qu'aucune autre clinique que celle de la douleur chronique ne donne le sentiment d'un savoir qui échappe.

Quiconque s'y aventure rencontre l'inextricable, au point où chacun demeure un temps désœuvré. D'un côté, nous rencontrons des douleurs puissantes dans leur persistance et leur chronicité et, de l'autre, nous sommes face à l'impuissance médicale.

C'est cette mise à l'épreuve qui motive cet ouvrage.

Devant des tableaux cliniques identiques, une énigme s'installait. De là nous est venue l'idée que la douleur dépassait largement le cadre d'une manifestation symptomatique. Cette approche demeurait, pour nous, une réponse insuffisante.

La clinique nous a donc orientée vers l'idée d'une douleur cryptée où la lettre est enkystée.

L'enjeu de ce travail est d'en soulever le voile pour faire jaillir le texte enserré de la douleur.

Ceci étant posé, comment parler de la douleur sans tomber dans un discours sur la douleur ? La seule façon, il nous semble, de s'en approcher est de partir du texte du corps du patient. Lire la douleur et non pas la déchiffrer, tel fut notre pari : la lire comme une écriture, inconnue du sujet et parfois intraduisible. Lire ce qu'elle recèle plutôt qu'entendre ce qu'elle dévoile. Tâche jamais finie.

Par ailleurs, la douleur est au centre de tous les discours (médical, psychanalytique et politique). Il s'agira, par conséquent, de parcourir ces différents domaines, tout en se frayant notre propre chemin. Volontairement, nous passerons donc d'un champ à un autre pour construire notre pensée.

L'hypothèse que nous avons tentée de soutenir est la présence de la lettre dans la douleur.

D'emblée, nous souhaiterions souligner la gageure de notre propos. Toute l'aporie est cette matérialité de la lettre qui nous met face à un sujet qui est dans un impossible à dire et nous tentons au fond de dire quelque chose de cet impossible, de ce quelque chose pas complètement saisissable.

D'une certaine façon, nous pourrions dire que nous recherchons une réponse à ce redoutable objet qu'est la douleur, redoutable car il donne du fil à retordre à quiconque s'en approche.

Avant de conclure cet avant-propos, nous souhaitons souligner également que le paradoxe de ce présent travail est de tenter de circonscrire un champ qui en soi est indéfinissable.

Il serait donc vain d'en délimiter les bords, tout au mieux, nous tenterons d'ouvrir quelques perspectives.

Introduction

Ce sujet, la douleur, avait déjà suscité de l'intérêt de notre part et donné matière à des travaux universitaires de troisième cycle ainsi qu'une thèse de doctorat portant l'intitulé : *La douleur une écriture a-sémantique sur le corps ?* La question que nous souhaitions poser se voulait comme une manière de reconnaître l'énigme que pose la douleur. Ou plutôt, comme le suggère Karol Beffa dans sa leçon inaugurale au Collège de France, dont le titre était *Comment parler de musique ?* : « En me contentant donc d'une question, j'ai d'abord voulu suggérer l'humilité de celui qui devrait « savoir qu'il ne sait rien », le dénuement du créateur face à l'injonction d'enseigner, qui plus est de partager ce dont lui-même n'est pas le détenteur, mais l'explorateur tâtonnant, le sourcier inquiet ».[1]

C'est toujours du lieu même de notre pratique que nous souhaitons aborder cette question. C'est dire à quel point celle-ci nous mobilise. Il ne s'agit pas ici de défaire ce que nous avions élaboré mais de poursuivre notre cheminement. Psychologue clinicienne de formation psychanalytique, exerçant depuis 20 ans, dans un Centre d'Evaluation et de Traitement de la Douleur (C.E.T.D.), nous constatons que c'est au moment où la technologie médicale s'accroît considérablement et que la médecine progresse par l'accumulation des connaissances scientifiques, que les médecins sont confrontés à une impasse face au patient douloureux chronique. Dès lors, comme l'écrit Ginette Raimbault, « la faille devient évidente entre les connaissances sur le corps biologique, leur enseignement, leur efficacité et la prolifération des plaintes, des symptômes, de la souffrance

---

[1] K. Beffa, *Comment parler de musique ?*, Paris, Collège de France/ Fayard, 2013, p. 19.

des corps vivants qui ne répondent pas à cette science, sinon, en y faisant obstacle ».[2]

Nous observons également que la douleur chronique suscite du malaise pour tous les professionnels qui en ont la charge et que l'offre considérable de thérapeutiques qu'elle propose est incapable de résoudre. Par conséquent, il s'agira de rendre compte, dans ce présent ouvrage, de cet embarras que la douleur chronique suscite.

D'autre part, les interrogations qui ont émergé concernant ce sujet viennent aussi de notre rencontre avec les patients douloureux chroniques. Nous constatons que les patients se réduisent à leur douleur, voire plus, s'y abolissent. Il leur est difficile de parler d'eux comme si la douleur s'était chargée de parler pour eux.

Nous étayerons nos propos à partir de quatre « cas » cliniques issus de notre pratique. Le choix de ces patients a été motivé par le fait que nous avons porté de « l'intérêt » pour eux. Intérêt qu'il nous est difficile de définir. Sans doute est-il en lien avec notre désir qui a permis une rencontre et, dans le meilleur des cas, que les choses s'inscrivent autrement.

L'hypothèse centrale de notre travail est la suivante : la douleur se révèle être un point aveugle qui nous laisse supposer, d'une part, une écriture du corps et d'autre part l'existence d'une lettre. Lettre en tant que signifiant pur, c'est-à-dire, qu'il se manifeste seul, qu'il n'est pas articulé aux autres signifiants. Ce signifiant constitue un point d'arrêt, une chute qui fixe la jouissance du patient.

Le roman autobiographique de Lorette Nobécourt, *La démangeaison*[3], illustre bien cette écriture sur le corps, en l'occurrence le psoriasis. Dans ce roman,[4] l'auteure nous

---

[2] G. Raimbault, *Clinique du réel*, Paris, Seuil, 1982, p. 24.

[3] L. Nobécourt, *La démangeaison*, Paris, Grasset, 2009.

[4] Nous citerons plusieurs textes littéraires dans ce présent travail. Nous aurons aussi recours à des œuvres cinématographiques. Au fond, nous

décrit cette peau qui flambe, se déchaîne comme une mise en acte de ce qui ne peut pas se dire dans une prise du corps à la lettre selon la formule de Serge Leclaire, tout comme certains patients auxquels nous avons affaire et pour lesquels la douleur se niche dans le corps en lieu et place d'une impossible vérité.[5]

C'est pourquoi, la clinique auprès de patients douloureux chroniques nous laisse envisager une analogie avec la psychosomatique, à savoir que le corps du patient douloureux chronique se met à se manifester d'une façon impossible à déchiffrer. Autrement dit, la douleur empêche tout processus de subjectivation.

Étant donnée l'étendue des problématiques soulevées, nous nous attacherons à suivre pas à pas cet objet complexe à partir de plusieurs axes : la médecine, la clinique et le politique.

Nous commencerons par examiner comment la douleur est historiquement appréhendée en médecine, autrement dit, revenir à l'histoire pour en saisir la genèse et montrer comment progressivement elle a abouti à une médecine de la douleur. Nous poursuivrons par la clinique pour voir comment cette question se pose dans la réalité clinique. Cette *lettre* de la douleur que nous avons évoquée, nous souhaitons l'explorer à partir de cas cliniques. Nous ferons un détour par Freud pour analyser avec lui ce que cette notion recouvre et montrer l'étendue de la complexité de ce

---

utiliserons d'une certaine manière le détour par la matière littéraire et cinématographique : recourir à des images, des métaphores et des analogies, pour mieux éclairer, nous l'espérons, notre sujet, tout en assumant ici un choix personnel.

[5] Nous nous référons aux travaux que François Perrier a consacrés dans son séminaire de 1971-1972 « Les corps malades du signifiant, le corporel et l'analytique » dans *La chaussée d'Antin. Œuvres psychanalytiques I*, Paris, Albin Michel, 2008, et plus précisément à ce qu'il dit au sujet de la psychosomatique : « le corps du sujet fait la loi, la loi de la maladie à la place d'une impossible vérité ». p. 402

champ. Nous nous appuierons principalement sur ses travaux car il a apporté une contribution considérable à ce vaste champ avec une pensée toujours en mouvement. Nous continuerons sur la spécificité des approches, médicale et psychanalytique et, enfin, en dernier lieu, nous évoquerons la question de la douleur dans le champ politique et social, car la douleur est à la croisée des préoccupations contemporaines et politiques.

1. Histoire de la douleur en médecine de l'Antiquité à nos jours

Nous nous appuierons, dans le présent chapitre, sur le remarquable ouvrage de Roselyne Rey : *Histoire de la douleur,*[6] livre à la fois érudit et dense, tant il relate avec précision l'histoire de la douleur de l'Antiquité au XXème siècle, pour retracer succinctement les étapes importantes concernant la douleur tant sur un plan sémiologique que thérapeutique. Mais avant d'aborder comment les médecins et les chercheurs se sont efforcés de comprendre et d'agir sur la douleur, nous souhaitons mentionner que nous nous limiterons à la France pour aborder cette question, sachant qu'elle déborde largement ce pays. Le parti pris de délimiter un lieu géographique est lié au fait que la douleur non seulement varie selon les individus mais en plus elle s'exprime de manière différente d'une société à une autre. En effet, l'histoire de la douleur ne s'inscrit pas seulement dans une histoire de la médecine ou une histoire des sciences mais aussi, plus largement, dans une histoire culturelle, entendue, à la suite de travaux d'historiens tels Roger Chartier ou Pascal Ory[7] comme une histoire sociale des représentations.

Avant de venir aux aspects sémiologiques et thérapeutiques de la douleur, nous souhaitons signaler aussi que la douleur a fait l'objet d'un intérêt tardif de la part de la médecine. Quelles en sont les raisons ? Est-ce lié au fait qu'elle accompagne inévitablement une maladie[8] ou au fait

---

[6] R. Rey, *Histoire de la douleur*, Paris, La découverte/ Poche, 1993.

[7] Cf. par exemple P. Ory, *L'histoire culturelle*, Paris, Puf, 2007 (Que sais-je ? 2ème édition)

[8] Hippocrate initiateur de l'observation clinique concevait déjà la douleur comme inséparable de la maladie. D'ailleurs, il considérait la douleur comme le signe annonciateur de celle-ci.

de concevoir la douleur comme une fatalité ? Auquel cas, le seul moyen de lutter contre elle serait la résignation. Dès lors, la réticence à la soulager était-elle liée au poids de l'Église ? La douleur dans la doctrine chrétienne est conçue comme un sacrifice. Véritable salut, elle rapproche le malade de Dieu. Rappelons que la douleur des saints était représentée sur des vitraux au Moyen-âge. Cette mortification de la chair était glorifiée par l'Église. La douleur représentait à la fois le châtiment de Dieu et le fait d'être élu par lui. Dans le christianisme effectivement, la douleur se conçoit à partir de ce triptyque : péché, châtiment et providence. D'ailleurs, R. Rey souligne que « dans le dictionnaire de théologie catholique de Vacant, Mangenot et Amann publié entre 1935 et 1972, il n'y a pas d'entrée à « douleur », ni à « souffrance » et le problème de la douleur physique est traité soit à l'article « mal » soit à l'article « Providence ».[9] Mentionnons également que déjà au VIIème siècle avant Jésus-Christ, la douleur était perçue comme une punition de Dieu. Du reste, pour les croyants elle le demeure encore aujourd'hui.

Venons-en maintenant aux aspects sémiologiques et thérapeutiques de la douleur mais avant cela, évoquons les différents courants philosophiques sur la douleur.

Les courants philosophiques sur la douleur du XVIIème au XIXème siècle

Il existe plusieurs courants philosophiques de pensée concernant la douleur qui ont jalonné les siècles. Revenons un instant sur ces principaux courants.

Au XVIIème siècle, les mécanistes relient le corps humain à un corps machine. Cette position hégémonique va occuper une place centrale jusqu'au milieu du XVIIIème et l'anatomie va jouer un rôle déterminant dans la recherche du siège de la

---

[9] R. Rey, *op.cit.*, p. 216.

douleur. C'est à partir du siècle des Lumières que la douleur est perçue comme un phénomène complexe. Dès lors, un nouveau courant apparaît, celui des vitalistes qui va mettre l'accent sur la sensibilité à l'œuvre dans la douleur. De nombreux débats sur la sensibilité vont d'ailleurs avoir lieu mobilisant le monde savant pendant plus d'un demi-siècle de même que plusieurs recherches vont être menées, qui ont permis de faire cette découverte : « *que tout ce qui vit et sent est susceptible de souffrir* ».[10] De plus, c'est par l'effort de certains et au prix de certaines polémiques que certains scientifiques et médecins vont aboutir à ce constat qu'il n'existe pas une seule sensibilité à la douleur mais plusieurs et admettre que la douleur n'est pas liée exclusivement à un récepteur.

Un autre courant est également présent au XVIIIème siècle qui va s'étendre jusqu'au XIXème siècle, qui est celui des animistes. Ce courant, certes minoritaire, suggérait que l'âme serait à l'origine de phénomènes vitaux.

Avant d'en venir aux traitements mis en place au XIXème siècle, mentionnons que dans la Grèce antique, on consultait l'oracle de Delphes pour traiter la douleur. Nous pouvons entendre toute la dimension magique d'une telle démarche. Les médecins de l'Antiquité, quant à eux, avaient recours à des substances naturelles pour apaiser la douleur et l'anesthésier. Toutefois, au Moyen-Âge cette pharmacopée antique a été abandonnée car ces plantes hypnogènes étaient perçues comme suspectes, considérées comme source de magie païenne. Du coup, la douleur était traitée par des plantes et des minéraux.

Le XIXème siècle : siècle de toutes les découvertes en matière thérapeutique

La morphine débute sa « carrière thérapeutique » au XIXème siècle. Elle est d'ailleurs mentionnée dans les traités

[10] *Ibid.*, p. 145.

de thérapeutique et dans ceux de médecine légale. Toutefois, à ses débuts, elle est perçue tantôt comme un remède, tantôt comme un poison. Progressivement, tout de même, la question ne se cristallisera plus sur son caractère sédatif ou stimulant mais l'enjeu majeur sera de comprendre sur quel système elle agit et comment. Le gaz fait également son apparition. L'éther et le chloroforme apparaissent comme une révolution. Ils sont utilisés pour anesthésier contre la douleur chirurgicale. Considéré, au départ, comme un poison, l'éther est utilisé comme un anesthésique lors d'opérations chirurgicales. Dès lors, la découverte de l'anesthésie va modifier profondément le rapport à la douleur en salle d'opération.

Toutefois, signalons que les premières utilisations de l'éther et du chloroforme pour anesthésier contre la douleur chirurgicale, connaissent les mêmes tâtonnements que la morphine. Mais, à partir du moment où l'usage de l'éther vient à être discuté à l'Académie de médecine et à l'Académie des sciences, le procédé se répand partout à partir de 1847. Et les réticences du début laissèrent place à la découverte des vertus de l'éther. Notamment que son inhalation, lors d'interventions chirurgicales, procure l'insensibilité à la douleur. Puis le chloroforme apparaît. Son action était plus rapide et efficace que l'éther.

Venons-en à présent à l'anesthésie générale.

L'anesthésie générale

L'anesthésie générale a précédé l'anesthésie locale. Mentionnons qu'à ses débuts, l'anesthésie générale a fait aussi l'objet de nombreuses critiques malgré l'enthousiasme initial, tout d'abord de la part des chirurgiens eux-mêmes. Certains ont vu en l'anesthésie un produit dangereux pouvant entraîner la mort du patient. Sur le plan religieux, rappelons que la douleur dans la doctrine chrétienne est perçue comme une voie vers le salut. La douleur rapproche celui qui souffre de Dieu donc elle n'a pas à être soulagée.

En plus, elle est inéluctable. Néanmoins, malgré les réticences initiales, la découverte de ces thérapeutiques stimulèrent davantage la recherche.

D'autre part, une attention plus accrue est réservée à deux techniques, qui n'étaient pas inconnues au XIXème siècle mais qui occupent une place plus importante au XXème siècle.

Il s'agit de l'électricité et de l'hypnose. Ces techniques bien que considérées comme audacieuses étaient critiquées par les scientifiques.

L'électricité

L'électrothérapie soulageait un certain type de douleurs, notamment les névralgies. Un grand nombre de manuels furent alors publiés. L'électrothérapie commença à être expérimentée, dans un service de gynécologie, à l'hôpital Hôtel-Dieu à Paris fin du XIXème siècle auprès de patientes atteintes de fibromes. Bien que les courants à haute fréquence ne diminuaient pas le fibrome, en revanche, ils réduisaient les douleurs. Du coup, l'électrothérapie fut utilisée pour d'autres maladies douloureuses.

L'hypnose

L'utilisation de l'hypnose pour traiter les douleurs a été initiée au départ par Charcot à la Pitié-Salpêtrière à Paris, à partir des travaux effectués par un médecin de Manchester James Braid, qui avait obtenu des résultats thérapeutiques auprès de patients ayant des douleurs à la tête, des douleurs au niveau du rachis ainsi que de patients présentant des crises de tétanie.

Toutefois, l'hypnose a été contestée par l'École de Nancy qui pensait que le traitement par hypnose se limitait aux douleurs que présentaient les hystériques. De plus se posait la question de savoir si toutes les douleurs pouvaient être hypnotisées, sous-entendant que seules les hystériques étaient hypnotisables. D'ailleurs, même Babinski qui était proche de Charcot abandonna la pratique de l'hypnose. Pour lui, s'il est vrai qu'elle avait permis de traiter un grand nombre d'hystériques, la guérison ne provenait pas de l'hypnose elle-même mais du fait que les patients étaient sensibles à la suggestion. Des critiques assez véhémentes ont été formulées à l'encontre de Charcot de la part du milieu scientifique. Cependant, malgré ces critiques, le travail de Charcot à la Pitié-Salpêtrière a eu un impact dans le traitement des douleurs des hystériques tant sur le plan psychophysiologique que psychanalytique. Rappelons que c'est en assistant aux leçons de Charcot que Freud a inventé la psychanalyse.

Chirurgie de la douleur

René Leriche[11] va occuper une place centrale en tant que chirurgien de la douleur. Il s'insurgeait contre la notion de douleur bienfaisante. La douleur, selon lui, diminue l'homme et le devoir du médecin est de la supprimer. Il va, dès lors, introduire une chirurgie du sympathique pour soulager un certain nombre de douleurs rebelles comme les névralgies, les causalgies post-traumatiques issues de la guerre.

Toutefois, si au départ, ses travaux reçoivent un accueil favorable. Sa pratique va être fortement contestée. Du coup, ses travaux n'ont pas été poursuivis.

Enfin, la pharmacopée va jouer un rôle central dans le traitement de la douleur.

Néanmoins, si les traitements de la douleur prennent, comme on vient de le voir, des voies différentes, cela n'empêche pas les médecins d'être désarmés face aux traitements de certaines pathologies comme nous allons le voir à partir de trois pathologies : les névralgies, les douleurs d'origine traumatique suite aux blessures de guerre ainsi que

[11] Il est le premier chirurgien à occuper une chaire au Collège de France. Rappelons qu'il a été membre de l'Académie des sciences et de l'Académie de médecine en 1945. Il a créé à Strasbourg deux services de chirurgie expérimentale.

les douleurs liées aux maladies nerveuses telles que l'hystérie, du fait de leur caractère énigmatique.

Douleurs et pathologies rebelles au XIXème siècle

Les névralgies

Commençons par les névralgies. Elles se signalent par leur intermittence et leur paroxysme. Douleur, en effet, d'une extrême vivacité qui mettait dans l'embarras les médecins sur leurs origines au point d'être divisés sur cette question. Certains considéraient qu'elles étaient d'étiologie inconnue mais supposaient tout de même une causalgie. Ils supputaient une inflammation à la source de ces douleurs violentes. D'autres, dans la mesure où ils ne trouvaient aucune lésion pouvant expliquer ces douleurs, renvoyaient cela au ban de la maladie mentale comme l'hystérie.

La névralgie a effectivement suscité beaucoup d'interprétations, à chaque fois différentes, au cours du XIXème siècle. Les médecins n'arrivaient pas à trancher en faveur de tel ou tel élément faute d'arguments catégoriques. Du reste, aucune explication satisfaisante n'est trouvée aujourd'hui. Elle demeure d'ailleurs une préoccupation contemporaine.

Douleurs d'origine traumatique

Poursuivons sur les douleurs d'origine traumatique provoquées par la Première Guerre mondiale. Douleurs si violentes et intenses qu'elles peuvent conduire à l'amputation d'un membre et peuvent durer des mois voire des années après l'amputation du membre conduisant à des hallucinations de ce qui est appelé dans le langage courant des membres fantômes. Ces douleurs chroniques étaient inexpliquées pour les chirurgiens tant elles les confrontaient à leur impuissance. Cette persistance de la douleur, longtemps après l'amputation, conduisait à l'interpréter comme une douleur psychologique et non réelle.

C'est Silas Weir Mitchell, en 1863, à partir de ses solides observations cliniques de ces douleurs dites « nerveuses » à l'hôpital de Philadelphie, suite à la Guerre de Sécession (1861-1865) aux États-Unis, qui a été le premier à avoir conscience de la complexité des phénomènes douloureux.[12] D'ailleurs, ce fut le premier à s'y intéresser. Ces différentes observations faisaient état de causes multiples, notamment de séquelles physiques mais aussi psychologiques. Ces

---

[12] Signalons également les observations de Freud dans son texte « Rapport d'expert sur le traitement électrique des névroses de guerre » dans *Résultats , Idées, Problèmes I* (1920), Paris, Puf, 1998. Il nous fait part « qu'en temps de paix déjà, il y a un bon nombre de malades qui, à la suite de traumatismes, c'est-à-dire, d'expériences effrayantes et dangereuses, telles que accidents de chemin de fer et autres, ont présenté de graves troubles de la vie psychique et de l'activité nerveuse, sans que les médecins aient été unanimes dans l'appréciation de ces états. Les uns ont supposé qu'il s'agissait chez ces malades de graves lésions du système nerveux, identiques aux hémorragies et inflammations dans les cas morbides non traumatiques, et lorsque l'examen anatomique n'a pu apporter aucune preuve de ces processus, ils ont cependant continué à croire que des modifications tissulaires plus fines étaient la cause des symptômes observés. Ils ont ainsi rangé ces malades par accidents au nombre des malades d'origine organique. D'autres médecins ont affirmé dès le départ qu'en présence d'un système nerveux anatomiquement intact, on ne pouvait concevoir ces états que comme des troubles fonctionnels. Comment de si graves troubles de la fonction peuvent-ils survenir sans grosse lésion d'organe ? Cela présente longtemps des difficultés à l'entendement médical ». Cette querelle sur l'étiologie des névroses de guerre de la part des médecins nous évoque, un siècle plus tard, le même type de querelle au sujet de la nature de la douleur chronique avec ou sans lésion.
Cependant, plus loin, Freud poursuit en affirmant que « L'écrasante majorité des médecins ne croit plus que ceux qu'on appelle névrosés de guerre soient malades par suite de lésions organiques saisissables du système nerveux et les plus éclairés d'entre eux se sont même déjà décidés à substituer à la désignation indéterminée « modifications fonctionnelles » l'indication non ambiguë « modification psychique ». p. 250.

travaux d'ailleurs demeurent une référence pour le milieu médical.

L'hystérie

Parmi les douleurs de type particulier, nous ne pouvons pas manquer de mentionner le travail considérable de Charcot à la Pitié Salpêtrière, qui s'est intéressé aux douleurs liées aux maladies nerveuses et particulièrement à l'hystérie. Douleurs pouvant conduire, entre autres, à des paralysies motrices d'un membre, des cécités partielles dont il était difficile de définir l'étiologie et de trouver un traitement.

Avancées et remaniements théoriques au XXème siècle

La douleur va faire l'objet de nombreuses recherches au cours du XXème siècle. Travaux qui connaîtront des tâtonnements et des impasses. Toutefois, l'avancée de certaines recherches mettra au jour des conceptions à la fois événementielles et subjectives présentes dans la douleur.

La médecine constate que les émotions violentes ont un retentissement physique (comme, par exemple, la modification du rythme cardiaque). Ces symptômes se déclenchent brutalement et sont difficiles à contrôler. Ils surgissent dans des moments de panique, de peur ou de passion amoureuse. D'ailleurs, comme le fait remarquer R. Rey, ils étaient même devenus « un objet littéraire et pictural autant que médical ».[13] Si l'importance de l'émotion a ainsi été mise en évidence et si sa localisation cérébrale a fait l'objet de travaux jusqu'alors négligés, nous dit-elle, la recherche, de manière plus générale, a dès lors emprunté des voies nouvelles en prenant en compte la complexité des événements sensoriels et affectifs à l'œuvre dans la douleur. Dès lors, la recherche sur la douleur s'est confrontée à un

[13] *Ibid.* p. 339.

nouveau dilemme : est-elle une sensation ou une émotion ? Question qui demeure d'ailleurs d'actualité.

John Bonica : pionnier d'une médecine de la douleur chronique

Enfin, c'est John Bonica, en 1947, anesthésiste américain, qui va être à l'initiative d'une médecine de la douleur et d'une approche pluridisciplinaire, regroupant différents spécialistes. Et ce du fait de s'être retrouvé désarmé face à des patients présentant des douleurs complexes, suite à des blessures de guerre, pour lesquelles aucune solution thérapeutique n'avait été trouvée. Il envisage la douleur chronique sous un autre angle qui diffère de l'approche des recherches sur les récepteurs et les voies nerveuses nociceptives. Il qualifie, au début, ces douleurs d'anormales car rien selon lui ne justifie leur persistance. Il abandonnera ce qualificatif pour celui de « chronique », du fait que celles-ci s'inscrivent dans la durée. Dès lors, il crée une nouvelle entité qui n'existait pas jusqu'alors : celle de douleur chronique. Mentionnons qu'avant John Bonica, la douleur n'était pas une entité propre. De plus, l'attention des scientifiques et des médecins était portée uniquement sur la douleur aiguë. La douleur chronique était reléguée au second plan car elle n'était pas une priorité pour le médecin. Peut-être est-ce liée à la tradition médicale qui est de s'occuper exclusivement de la maladie ? Par ailleurs, J. Bonica est le premier médecin à prendre en compte la douleur vécue du malade, autrement dit, à tenir compte de son expérience subjective. Par conséquent, à partir de J. Bonica, un tournant s'opère dans la prise en charge de la douleur qui va conduire à la création en 1970 de l'IASP (Association internationale pour l'étude de la douleur) puis à la naissance de la revue *Pain* et enfin à la création, en France, des premières consultations de la douleur. D'ailleurs, son ouvrage publié en 1953 intitulé : *The management of pain* reste un modèle de référence pour le milieu médical et scientifique.

C'est à partir de ce qu'a initié J. Bonica aux États-Unis que les premières consultations de la douleur sont apparues en France fin des années 80. D'autres structures ont émergé depuis 1998 sous l'impulsion de B. Kouchner, Ministre de la santé de l'époque, qui a introduit le premier plan de lutte contre la douleur. Du reste, trois plans nationaux successifs ont favorisé le développement de ces structures spécialisées. Comme nous l'analyserons dans la dernière partie de cet ouvrage, la douleur est devenue aujourd'hui une priorité de santé publique.

D'ailleurs, depuis une vingtaine d'années un enseignement sur la douleur est dispensé à la Faculté de médecine. Des DESC (Diplôme d'étude spécialisée complémentaire) sont proposés aux médecins ainsi que des DU (Diplôme d'université) aux soignants, médecins et psychologues. Dès lors, la douleur, qui était perçue autrefois comme un signal d'alarme, signe annonciateur d'une possible maladie, constitue aujourd'hui une maladie en soi. Et de nombreux moyens sont mis à sa disposition pour lutter contre elle, s'inscrivant dans le paradigme de la pensée dominante qui veut qu'à chaque problème, sa solution.

Que retenir de cette brève incursion dans le passé ?

Plusieurs points. Premièrement, que cette douleur qui était, au départ, réduite à des données physiologiques, à un simple influx nerveux, en d'autres termes à un fait objectivable, niait à l'évidence la dimension subjective. Deuxièmement, autrefois, la douleur était attribuée à un fait physiologique. Aujourd'hui elle est une expérience humaine. En somme, nous sommes passés de la *douleur lésion* à la *personne douloureuse*. Troisièmement, la douleur s'est constituée non seulement en objet médical mais son traitement est devenu une priorité politique. Pour ces raisons, il nous paraissait nécessaire de revenir, par ce détour, à l'histoire.

Ce bref détour par l'histoire permet de montrer aussi que malgré les tentatives des scientifiques de faire de la douleur un objet de savoir,[14] en cherchant à en démontrer les mécanismes et mobiliser tous les moyens pour lutter contre elle, celle-ci demeure un objet insaisissable. Et ce même si la médecine a évolué et qu'elle reconnaît une double intrication, à la fois physique et psychologique, prenant en compte aussi bien les facteurs sociaux qu'environnementaux présents dans la douleur.

Comme nous venons effectivement de le voir, de nombreux facteurs semblent concourir à une douleur. Il est, par conséquent, difficile de définir quels sont les critères à l'œuvre dans celle-ci et avancer avec une certaine assurance une acception définitive. Pourtant, actuellement, les neuroscientifiques aimeraient la localiser dans le cerveau. Comme le souligne Anne-Marie Moulin, « le corps, si influençable dans sa capacité à déclencher, subir ou modifier la douleur, serait enfin soumis à des procédures échappant à toute herméneutique ! Toujours l'idée d'une fenêtre ouverte sur le cerveau, dévoilant la pensée où même l'inconscient qui y serait logé, à l'observateur ».[15] « Mais s'il est évident, comme le fait remarquer A.-M. Moulin, que tout cela donne à voir quelque chose des opérations du corps, nous sommes

[14] Rappelons que la médecine dite classique, depuis d'ailleurs l'Antiquité, a entrepris une description minutieuse des formes de douleur. C'est dire l'intérêt porté déjà à la douleur d'un point de vue sémiologique : la décrire avec précision pour pouvoir la maîtriser. Il en existe d'ailleurs quatre espèces principales : des douleurs gravatives, tensives, pulsatives et pongitives. D'autre part, la douleur présente des caractéristiques spécifiques. Elle peut être lancinante, déchirante, dilacérante ou encore pertérébrante. Il y en a des fulgurantes et des cuisantes etc. A défaut de trouver un mécanisme, le médecin la décrit. Et en la réduisant à un langage permettant de la décrire, ne cherchait-il pas à apporter une thérapeutique adaptée ? Enfin, mentionnons que les termes utilisés pour la cerner sont repris par les médecins du XXème siècle.

[15] A-M. Moulin, « Le corps face à la médecine », dans *Histoire du corps 3. Les mutations du regard. Le XXème Siècle*, Paris, Seuil/Points, 2006, p. 63.

encore loin d'un décryptage de nos réflexions, de nos amours, de nos volitions et de toutes les passions de l'âme ».[16]

Enfin nous souhaitons indiquer que si les nouvelles connaissances scientifiques ainsi que le développement de différentes thérapeutiques, au cours du XXème siècle et au XXIème siècle pouvaient laisser penser que le problème de la douleur était résolu. La réalité est pourtant tout autre comme nous le montrerons à partir de notre pratique dans un service de médecine accueillant des patients douloureux chroniques.

En effet, la douleur demeure une question entière et délicate y compris dans la réalité clinique actuelle. Bien qu'il existe de nombreuses entités pour la cerner, sa définition reste pour le moins problématique car, comme nous l'avons souligné précédemment, il n'existe pas de rapport symétrique entre la douleur et ce qu'elle signale. C'est ce que nous tenterons de démontrer maintenant à partir de notre pratique clinique auprès de patients douloureux chroniques.

---

[16] *Ibid.*

2. L'objet en question : la douleur chronique

Rencontre d'un lieu : le Centre d'Évaluation et de Traitement de la Douleur

Le CETD reçoit des patients dont la douleur chronique pose un problème de diagnostic pour de nombreux médecins et /ou de prise en charge. Il existe plusieurs cas de figure. Certaines douleurs persistent malgré un traitement adéquat et une cause identifiable. D'autres où l'étiologie demeure inconnue. Dans ce cas, elle est problématique dans la mesure où elle n'a pas de réalité tangible pour le corps médical et du coup repose sur la parole du patient. D'ailleurs, comme le suggère Scarry « la douleur présente un caractère paradoxal, tendu entre deux pôles : certitude non discutable pour celui qui la ressent, incertitude pour les autres ».[17] À un pôle, se trouve donc la douleur comme expérience du patient et à l'autre pôle, la douleur telle que se la représentent les médecins.

Soulignons, tout de même, que les patients présentant des douleurs liées à une lésion ou à une maladie organique et qui ne se trouvent pas soulagés troublent aussi les médecins. Même si la douleur se justifie dans le cas de la lésion, elle n'en est pas moins insaisissable de par son paroxysme.

Dans les deux cas (douleur avec ou sans lésion) les douleurs durent plus de six mois et aucune thérapeutique proposée au patient ne soulage sa douleur.

La douleur devient un problème car elle est difficile à traiter. Dans ce lieu, le savoir du médecin est mis à l'épreuve car ce réel douloureux échappe à tout discours rationnel le concernant. Elle dépasse, en quelque sorte, l'entendement. C'est à tant de mystères que nous souhaitons nous atteler.

---

[17] I. Baszanger, *Douleur et médecine, la fin d'un oubli,* Paris, Seuil, 1995, p. 432.

Les consultations du Centre d'Evaluation et de Traitement de la Douleur (CETD) et non pas le Centre Anti - Douleur comme semblent le penser certains patients, accueillent des patients douloureux chroniques qui présentent une lésion ou non.

Dans le premier cas de figure, il peut s'agir d'hernie discale, de zona, de recto-colite hémorragique, de douleur des nerfs du trijumeau, de cancer, de maladies auto-immunes.

Dans le second, le patient consulte, entre autres, pour des céphalées de tension, des douleurs dentaires, des algies faciales, des lombalgies ou des douleurs diffuses dans tout le corps, nommées récemment fibromyalgies. D'ailleurs, que dire de ces douleurs qui ne se maintiennent jamais en un point fixe mais se manifestent toujours à plusieurs endroits comme autant de points de fuites insaisissables ? Autrement dit, des douleurs qui ne se cristallisent plus en un lieu mais sont présentes dans leur ubiquité ?

Les patients qui viennent consulter au CETD y arrivent après avoir rencontré de nombreux spécialistes, parfois encouragés par ces derniers ou par leur médecin généraliste. Cela appelle quelques remarques concernant ce lieu. Comme le souligne Isabelle Baszanger, « partant d'un immense constat de carence, d'un « vide à remplir », les centres dans nombre de pays, ont travaillé avec difficulté. Ils ont dû, afin d'affirmer leur droit à l'existence, négocier sur une crête étroite entre « rendre service » en offrant aux échecs des traitements conventionnels un lieu supplémentaire de traitement et éviter de devenir un dépotoir -une poubelle- à entasser le « sale boulot », les cas qui résistent (…) Du même coup, la sélection des malades qui leur arrive commence à être composée de cas plus systématiquement plus

« difficiles » dont, à bien des égards, personne ne veut plus, à bout de ressource, de connaissance et de pertinence ».[18]

Les patients sont effectivement souvent adressés par des spécialistes qui se trouvent dans le plus grand embarras dans la prise en charge du patient. Quelques fois, le patient fait cette démarche de lui-même, en dernier recours avec tout ce que ce mot implique de toute puissance. Le médecin est effectivement sollicité là où tous les autres ont échoué.

Le Réel de la douleur

Au CETD, il y a ceux qui arrivent accompagnés et celui ou celle qui accompagne s'approprie tout l'espace du dialogue, se révèle un ardent défenseur des intérêts du patient dont il plaide la cause, sans en solliciter l'avis. Situation déconcertante qui nous conduit à nous interroger sur qui veut quoi et à quel titre ? Ou plutôt comme le souligne habilement M. Czermak : « Qui demande quoi à qui ? Quand je dis quoi c'est sur quel objet ça porte ».[19] Le patient se réduit à n'être que l'objet dont on parle face à un accompagnateur qui n'admet pas que le patient ait quelque chose à dire en son nom. A cette image du patient à la parole rare, si économe, s'oppose celle du malade prolixe, convaincu de sa démarche, sûr de la cause qu'il défend, passant en revue et dans le détail les nombreuses douleurs dont il souffre. Son discours est centré longuement et inlassablement sur la répétition de son vécu douloureux. Et effectivement, telle est la douleur du patient, insistante et permanente. Dès lors, comment penser cet excès présent dans la douleur ? Qu'est-ce qui git et œuvre sans pouvoir être dépassé ? Comment la jouissance s'invite-t-elle dans la douleur ? Comment lire cette récurrence ? Du côté du Réel

---

18 *Ibid.*, p. 442

19 M. Czermak, « Pourquoi m'as-tu si mal foutu ? », dans *L'arrêt Perruche ou les problèmes posés par la biologie au droit*, JFP 2002/3 (n°17), Erès, pp 31-32.

de la jouissance comme un reste auquel le sujet se réduit, qui ne peut pas se traduire ? Ou du côté de la souffrance comme noyau dur de la répétition ? Enfin que nous enseigne-t-elle ? Ce sont autant de questions que nous aborderons à partir de la clinique.

Et puis, il y a ceux qui égrènent leur plainte en termes médicaux, en énumérant les étapes de leur parcours, les rendez-vous chez les nombreux spécialistes consultés, ainsi que la panoplie des examens réalisés. Le patient vient avec un énorme dossier médical, qui constitue, pense-t-il, l'histoire de sa douleur. Cette histoire, il nous la livre sans omettre aucun détail avec un souci méticuleux des dates et des lieux, et c'est ainsi qu'il délègue sa douleur, comme un objet extérieur à lui qu'il nous dépose dans ce lieu, en même temps que son dossier.

D'autres fois, nous nous retrouvons devant un « blanc », comme si le patient n'arrivait pas à trouver ses mots pour dire la crudité du réel douloureux. Le patient ne disposant plus effectivement d'aucun langage pour dire sa douleur comme si cette dernière supplantait le mot, l'engloutissait. En même temps, ce « blanc » ne dit-il pas quelque chose de sa réalité psychique ? Ne nous confronte-t-il pas au Réel ? Réel irréductible à tout dire.

Une douleur sans représentation

C'est au moment où le médecin est confronté à ces limites du fait que la maladie du patient ne répond pas au schéma habituel : symptôme-diagnostic-traitement et guérison, qu'il lui propose de rencontrer un psychologue.

La demande émane effectivement d'un tiers. Cela peut constituer parfois un biais car le patient n'a pas demandé à rencontrer un psychologue. Une fois qu'il rencontre ce dernier, il ne dit rien. C'est-à-dire que rien n'est problématisé ou subjectivé. Toutefois, la difficulté qu'il a à parler de lui n'est pas nécessairement liée au fait que cette demande provienne d'un tiers mais plutôt qu'elle soit corrélative à la douleur.

D'ailleurs, c'est là que se trouve toute la complexité. Apparemment, autre chose est à l'œuvre.

Une douleur rebelle à toute symbolisation

Que penser alors de ces plaintes itératives se présentant sous une forme close et ne donnant à voir et à entendre qu'un corps en proie à des douleurs insaisissables ? Et comment expliquer que certaines douleurs sont rebelles à tout traitement médicamenteux ? A ce propos, qualifier la douleur de « rebelle » témoigne qu'elle résiste. Mais à quoi résiste-t-elle ? A être soulagée ? Ou est-elle rebelle à toute symbolisation ? Ces douleurs qui ne passent pas, ne sont-elles pas alors à entendre comme quelque chose qui n'a pas pu s'élaborer symboliquement ? D'ailleurs, le sujet ne cède-t-il pas à la douleur quand il n'a pas de moyen symbolique de produire un symptôme ?

Indiquons qu'au CETD, la douleur est donnée à voir mais que donne-t-elle à voir ? Elle ne s'offre pas au regard comme l'hystérique. A ce titre, nous pouvons mentionner l'iconographie photographique de la Salpêtrière qui illustre parfaitement ce corps érotisé offert au regard. Ce qui est donné à voir ce sont des douleurs déroutantes dans leur résistance. Ces douleurs sont parfois incrustées dans leur chair, à l'image des piétas de Michel-Ange. D'ailleurs, dans ce « donné à voir », n'y a-t-il pas la présentification d'un trait : présence de la lettre[20] et prémices d'un chiffrage de la jouissance ?

Venons-en à présent à la formulation de nos hypothèses de recherche. Examinons les choses de plus près.

---

[20] Lettre qui révèle la présence de la jouissance de l'Autre. Par jouissance de l'Autre, nous entendons qui est hors-langage, hors symbolisation.

Analogie entre douleur et psychosomatique

Ceci nous conduit à formuler l'hypothèse suivante qu'il existe une analogie entre les « phénomènes douloureux » et les « phénomènes psychosomatiques ». Dans les deux cas, à la suite d'un défaut de métaphorisation, le corps se mettrait à se manifester d'une façon tout à fait impossible à déchiffrer.

Signalons que dans la psychosomatique le dommage physique est bien réel. Et indiquons que plusieurs mouvements théoriques se sont intéressés à la psychosomatique. La diversité de ses approches témoigne, là encore, de la complexité de la question qui se laisse difficilement saisir.

Toutefois, deux courants sont prédominants.

Le premier est un courant médical qui suppose une acception psychogène comme facteur actif de la maladie. Pourtant comme le souligne Lucien Israël : « les théories qui ont pu être élaborées jusqu'à présent pour articuler le symptôme somatique ou la lésion avec un moment de la vie psychique restent pour l'instant très insatisfaisantes et très incomplètes ».[21] Cette remarque a tout son intérêt du fait qu'il nous rend attentif à ne pas réduire la maladie psychosomatique à des causes psychiques. Elle demeure, du reste, mystérieuse. Nous ne reviendrons pas sur les différents courants de la psychosomatique en médecine tant ceux-ci sont nombreux.

Rappelons seulement que le terme de psychosomatique est apparu pour la première fois durant la seconde moitié du XIXème siècle sous la plume de J.-C. A. Heinroth, médecin allemand, pour rendre compte de facteurs psychiques dans l'apparition de certaines maladies. Toutefois, c'est Groddeck, autre médecin allemand, qui fut le pionnier de la médecine psychosomatique. Pour lui, toute maladie est créée par le *ça*.

---

[21] L. Israël, « De la relation malade-médecin », dans *Le médecin face au désir*, Strasbourg, Erès /Arcanes, 2005, p.189.

D'autres lui ont emboité le pas tel que F. Alexander, médecin psychiatre et psychanalyste hongrois, co-fondateur de l'Ecole de Chicago. Il va accorder une attention accrue aux facteurs émotionnels dans l'apparition de certaines maladies telles que l'asthme bronchique, l'ulcère duodénal ou l'hypertension artérielle.

Après cette description sommaire des pionniers de la psychosomatique à l'étranger, nous souhaitons souligner que c'est Alexander qui a ouvert la voie aux travaux de psychosomaticiens en France tel P. Marty.

Psychiatre et psychanalyste, il fonde l'Institut de psychosomatique de Paris en 1972, appelé aussi Ecole de Paris. Il introduit le concept de pensée opératoire pour désigner une absence de fantasme chez le patient, un affect quasi inexistant et un pragmatisme dans les relations aux autres. Le patient parle de manière factuelle sans énonciation propre. Ce qui conduit à ce paradoxe : le malade est qualifié de normal et adapté sur le plan social et pourtant il ne présente aucune caractéristique qui lui est propre.

« Les travaux de l'École de Paris, souligne J. Mac Dougall, ont inspiré la recherche des psychosomaticiens de Boston (Sifneos et Nemiah) qui ont créé le concept d'alexithymie (du grec « a » = sans, « lexis » = mot, « thymos » = cœur ou affectivité), qui veut dire « pas de mots pour les émotions ».[22]

M. Sami-Ali, professeur émérite de psychologie clinique et disciple de Marty, a créé, quant à lui, le Centre International de Psychosomatique, qu'il dirige actuellement à Paris. De manière très schématique, nous pouvons dire qu'il met l'accent sur un défaut d'imaginaire et introduit la notion de banal pour parler des patients psychosomatiques. Par ailleurs, il abandonne le concept de pensée opératoire au profit de celui de vie opératoire.

---

[22] J. Mac Dougall, *Théâtres du Je*, Paris, Gallimard, 1982, p.196.

Le second courant est un courant psychanalytique. Nous analyserons ce que ce terme recouvre exclusivement à partir des travaux de F. Perrier et de J. Lacan tant il concerne notre sujet. En psychanalyse, Lacan parle de la psychosomatique en lui attribuant un sens particulier. Il écrit à ce propos « Si quelque chose est suggéré par les réactions psychosomatiques en tant que telles, c'est bien qu'elles sont en dehors du registre des constructions névrotiques. Ce n'est pas une relation à l'objet (...) Les relations psychosomatiques sont au niveau du réel ».[23]Le rapprochement entre la douleur et la psychosomatique se révèle donc par la dimension du Réel. Précisons encore le rapport entre les deux.

Douleur, Psychosomatique et Réel

La rencontre avec les patients douloureux chroniques, avec ou sans lésion, nous amène à ce constat : le corps du patient douloureux est un corps sans représentation. Le patient est effectivement englué dans sa douleur, véritable point fixe, et est dans l'impossibilité d'en dire quoi que ce soit. Ce qui donne une impression d'inertie dans le cadre des séances pendant lesquelles le patient ne dit rien de lui. Et chaque professionnel bute sur ce réel irréductible.[24]

C'est comme si le patient déplaçait dans le réel du corps ce qu'il n'arrive pas à symboliser. François Perrier faisait remarquer judicieusement que « la question est de savoir dans quelle mesure la maladie psychosomatique n'est pas le signe, dernier et irréductible, l'indice, le témoignage d'une

---

[23] Cf. J. Lacan, Le séminaire, Livre II (1954-1955), *Le Moi dans la théorie de Freud et dans la technique de la psychanalyse*, Paris, Seuil/Points, 1978, p.135.

[24] Ce réel auquel nous faisons allusion renvoie à la formule de Lacan : « le réel dit la vérité et il ne parle pas » dans *L'insu que sait de l'une bévue s'aile à mourre*. Leçon du 15.02.1977.

impossible réconciliation du sujet avec l'ordre signifiant ».[25] Nous suggérons qu'il en est de même pour la douleur, c'est-à-dire que ce qui est forclos du symbolique revient dans le réel, sous forme de douleur.

Dans cette perspective, la douleur n'est pas conçue comme une manifestation somatique au sens d'une conversion, c'est-à-dire comme l'expression d'un phénomène psychique dans le corps. Elle est, par conséquent, différente de la douleur hystérique qui a une dimension signifiante. Il ne s'agit pas, par conséquent, d'un mode d'organisation d'un conflit inconscient mais plutôt d'un défaut de symptomatisation.

Elle résulterait au contraire d'un court-circuitage dans l'appareil psychique de ses fonctions de métaphorisation : l'excitation se trouverait ainsi directement reportée dans le corps, sans le relais de l'appareil psychique, aboutissant à un impact immédiat du corps sur le corps.

Cela nous évoque ce que Freud a conceptualisé sous le terme de « névroses actuelles ». Signalons que le mot « actuel » connote la présence de l'actualité du conflit et son actualisation dans le soma, sa non-symbolisation. Rappelons également que Freud conçoit la névrose actuelle comme résultant d'un véritable défaut du travail psychique, voire comme un défaut de liaison psychique conduisant à un automatisme somato-somatique. Le caractère tautologique de la formulation confère d'ailleurs tout le poids de la dimension somatique.

En outre, ce qui nous conduit à percevoir un parallélisme entre les névroses actuelles et les phénomènes psychosomatiques, voire même plus, entre ces derniers et la douleur serait ce saut somato-somatique.

Vu sous cet angle, le corps dans « les phénomènes douloureux » est réduit à des représentations de choses et

---

[25] F. Perrier, « Logique de psychosomatique », dans *La chaussée d'Antin. Œuvres psychanalytiques I*, Paris, Albin Michel, 2008, p.400.

pas de mots. La douleur est prise dans la chose, c'est-à-dire, cet entrelacs pulsionnel, et du coup hors de la prise de mots. En d'autres termes, la douleur psychique est réprimée et est remplacée par la douleur somatique et laisse apparaître, à l'évidence, une coupure entre les représentations de choses et de mots.

La douleur : une écriture du corps ?

Dans cette perspective, la douleur n'est-elle pas à concevoir comme une écriture du corps ? Avant de poursuivre, nous souhaitons nous arrêter sur cette notion d'écriture pour tenter de cerner ce que ce terme recouvre. Dans sa conférence à Genève sur *Le symptôme* en 1975, J. Lacan dit que dans le PPS, il y a quelque chose qui est écrit dans le corps que nous ne savons pas lire, qui se présente comme une énigme et qui fait trace. Il le formule ainsi : « qui est comme un indice, qui est comme un trait unaire, comme des hiéroglyphes que, le plus souvent, nous ne savons pas lire. Ça ne signifie pas, pourtant, qu'ils sont toujours illisibles, on ne sait pas les lire, mais le plus souvent ça se manifeste comme une cartouche livrant le nom propre ».

Nous formulons l'hypothèse que le corps douloureux s'offre comme le lieu d'une écriture. Écriture dans le sens d'un tatouage, d'une inscription. Ce qui nous amène à cette idée que la douleur est au plus près de la matérialité de la lettre.

La douleur : pure matérialité de la lettre

À cet égard, une remarque s'impose, qu'entendons-nous par lettre ?

Par lettre, nous entendons comme Marcel Ritter : « la lettre qui fait l'être, l'identique à soi, le lettre qui se décape de *lalangue*, pour reprendre le verbe de Lacan, cette lettre remplit, masque et révèle en même temps la jouissance de l'Autre ».[26]

Autrement dit, la douleur apparaît comme une figuration figée d'où sa fixation en un point du corps. C'est à cet endroit que se loge toute la dimension de la jouissance. Le sujet se pare de cet insigne, ce à quoi il s'est identifié. Cette lettre devient effectivement l'identité de son être. Il fait Un avec la douleur. De plus, cette lettre qui est déconnectée de la chaîne signifiante, qui se réduit à un S1 laisse préfigurer la présence du Réel.

Alors quel destin pour ces phénomènes douloureux dans la cure ? Reste effectivement à savoir s'il est possible de soutenir un travail analytique. Nous considérons que c'est uniquement lorsque ce chiffrage peut être élaboré par le patient, qu'un mouvement s'opère et qu'apparaît un passage de la douleur à sa symbolisation, de la tension pulsionnelle à sa métamorphose. Nous proposons de revenir sur quatre cas issus de notre pratique afin de saisir la pertinence de ces questions dans la clinique. On trouvera en notes de bas de page des impressions, des sensations qui se sont déposées en nous au fil de l'eau.

[26] J.-M. Jadin, M. Ritter, *La jouissance au fil de l'enseignement de Lacan*, Toulouse, Erès/ Actualité de la psychanalyse, 2009, p. 274.

3. Corps et graphie de la douleur : le texte de la douleur

« *La vérité s'indique au soin qu'elle met à se dissimuler* ».
R. Debray, *Carnet de route*, Paris, Quarto-Gallimard, 2016, p. 332.

Figure de l'insatisfaction sur le mode hystérique

Nous souhaitons revenir sur l'histoire d'une patiente se plaignant de douleurs aux dents, à la fois pour la richesse du « matériel » clinique ainsi que pour les interrogations qu'elle a suscitées chez nous. Ce travail s'est déroulé durant deux ans au rythme d'une séance hebdomadaire. Ce rythme était d'ailleurs modulable en fonction de ce qui se mobilisait chez elle comme chez nous dans le cadre des séances. Il est difficile, dans ce présent travail, de rendre compte de ce qui se dialectise, des moments de scansion, des silences, des points d'achoppement, des trébuchements de la langue, d'en restituer l'étendue. Nous vous en proposons néanmoins une lecture. Nous reprendrons à notre compte le point de vue de Jacques Hassoun, à savoir qu'« à ce titre, la traduction devrait ne relever que de l'éphémère. Elle représente un mode de lecture qui rend compte dans le passage toujours daté d'une langue à l'autre, des trouvailles, des ruptures et des continuités qu'un dit soutient dans la matérialité même de son écriture (de la lettre) ».[27]

Crudité de la douleur : les dents

Quand nous rencontrons Mme D., les premières fois, elle parlera principalement de ses douleurs aux dents comme si

---

[27] J. Hassoun, *L'exil de la langue, Fragments de la langue maternelle*, Paris, Point hors ligne, 1993, p. 235.

sa douleur se figeait en ce point zéro. Ce réel douloureux supplante en quelque sorte le mot.

Progressivement, nous passons, tout de même, de ce réel douloureux à son registre symbolique. Avant de poursuivre, nous souhaitons souligner que ce travail a connu des moments d'impasse et parfois d'immobilité. Certaines fois, il a fallu la bousculer. D'autres fois, juste la relancer dans ce qu'elle amenait.

Un mal à la langue maternelle

Nous découvrons, pas à pas, que la douleur de Mme D. vient, en fait, à la place de paroles qui ne peuvent être assumées à l'égard de sa famille et notamment de sa mère qu'elle décrit comme quelqu'un d'autoritaire, une personne imposante, au ton abrupt. Elle l'intimide, au point dira-t-elle, qu'à chaque fois qu'elle se trouve face à elle, elle reste bouche bée. Plus aucun son ne sort de sa bouche. C'est sans doute aussi pour cette raison qu'elle ne parvient pas à donner de la voix, en séance, au risque d'une identification à une voix vociférante. Elle n'arrive pas, non plus, à donner de la voix lors de repas de famille, exclue du regard de sa mère, nous rapporte-t-elle, qui ne la voit pas et ne l'entend pas. Seuls les propos de son frère trouvent grâce à ses yeux.

J'aimerais, à ce sujet, faire quelques remarques concernant le timbre de sa voix. Voix sans intonation ou du moins qui semble avoir perdu ses modulations. Autrement dit, une surface plane où s'efface sa propre présence. En somme, une voix qui s'éclipse. Voix que je percevais, au début de nos rencontres, comme un fond sonore tant son filet de voix était bas. Signe, sans doute, dans ce timbre de voix frêle que sa parole ne cherchait pas de destinataire, ou peut-être, ce rets sonore prêt à se rompre à tout moment, laissait percevoir la présence du surmoi ? Probablement également que sa parole était déposée dans ce lieu mais sa voix n'était pas prête à se faire entendre tout comme elle ne parvenait pas à faire entendre la voix qui est la sienne lors de repas de famille. Ou bien, dans ce timbre de voix bas, elle s'échinait délibérément à ne pas se faire entendre pour ne pas que je l'interpelle.

Lentement, une modification s'opère dans cette voix. J'en perçois les flexions, les notes, en définitive, les vibrations. Cette voix blanche, fluette, peut-être même frileuse, se manifeste. Sa douleur ou du moins sa souffrance est maintenant adressée. Elle se trouve articulée à un objet. L'affect éclot. La douleur s'offre aux mots.

Mme D. fait part d'une éducation stricte et puritaine. Elle décrit une adolescence sans rébellion dans un milieu ultra conservateur. Ce qui nous conduit à penser qu'elle a dû serrer les dents et tout intérioriser. Ces rages de dents dont elle est sujette résonnent comme une rage *dedans*. Ces deux événements, à l'évidence, laissent apparaître un lien de parenté. Rage de dents où gît la parole indicible et voix qui reste en dedans, retenue.

En fait sa bouche est pleine de mots qu'elle contient. Une bouche entièrement cryptée de mots qu'elle n'arrive pas à expulser ainsi que tous ceux que sa mère lui a dits et qu'elle a du mal à digérer. Nous ne pouvons pas nous empêcher de penser qu'elle en a pris plein les dents. Il nous revient alors qu'à plusieurs reprises elle avait mentionné un mal à la gorge, lors des séances, en indiquant qu'elle avait du mal à avaler, qu'elle avait toujours un reflux acide dans la cavité buccale. À la lumière de ce qu'elle amène de sa relation à sa mère, nous pouvons traduire cette formulation : « *j'ai du mal à avaler* » par l'offense qu'elle a subie du fait de s'être interdit de répondre.[28] De plus, la dent est aussi le lieu de la morsure.

---

[28] Nous nous référons à ce que Freud écrit à propos de Mlle Elisabeth V. R. : "N'est-il pas vraisemblable que l'expression « *avaler quelque chose* » utilisée pour parler d'une offense subie à laquelle on n'a pas répondu, émane vraiment de sensations d'innervation apparaissant dans la gorge, lorsque l'offensé, s'est interdit de répondre et de réagir". *Etudes sur l'hystérie,* (1895), Paris, Puf, 1956, p.145.

C'est, d'une certaine façon, le lieu de manifestations agressives qu'elle réprime vis-à-vis de sa famille. Dans ce mal de dents, elle rentre les crocs. D'ailleurs, la censure est omniprésente dans son mal de dents. Par conséquent, tout se passe comme si par cette effraction du réel, elle se trouve déchargée d'une parole impossible à formuler à leur endroit. Sa rage *dedans* endigue tout conflit.

Une bouche douloureuse cryptée

J'aimerais rapporter l'extraordinaire netteté d'un souvenir d'enfance qui s'apparente à un souvenir écran. Elle est née le même mois que son frère. L'anniversaire de celui-ci devance le sien de quelques jours. Sa mère lui reprochait d'être jalouse que son anniversaire ne soit pas fêté en premier. Elle se rappelle, d'une part, de l'apparition d'un eczéma autour de la bouche le jour de son anniversaire et, d'autre part, avoir été « rouge de rage » [29] qu'elle ait pu la qualifier ainsi. Cette réaction cutanée ne fige-t-elle pas le signifiant en signe tout comme la douleur ? Cela n'est pas sans nous évoquer ce qu'amène Lacan : « qu'un symptôme tel qu'une éruption, diversement qualifiée dermatologiquement de la face, se mobilisera en fonction de tel anniversaire, par exemple de façon directe, sans intermédiaire, sans dialectique aucune, sans qu'aucune inscription puisse marquer sa correspondance avec quelque chose qui soit du passé du sujet. »[30]

Ceci nous conduit à deux remarques. Premièrement, que son affection de la peau qui se traduit par une poussée d'eczéma permet de fixer l'attention sur ce point du corps qui désigne simultanément une fonction de leurre et en même temps un point de focalisation. L'eczéma incarne la pulsion dans sa dimension phallique tout comme nous

---

[29] Toute l'agressivité est contenue dans cette formule.

[30] J. Lacan, Le séminaire, Livre III (1955- 1956), *Les psychoses,* Paris, Seuil, 1975, p. 352.

pouvons parler de la phallicité de l'organe douloureux. En plus, cet eczéma qui se produit autour de cette zone orificielle, la bouche, a une valeur d'obturation.

Et deuxièmement, cette douleur aux dents, qui apparaît à chaque date anniversaire, s'appuie sur une mémoire sans représentation. C'est-à-dire que cette douleur renvoie à un insondable, à ce point dont elle ne veut rien savoir. En d'autres termes, elle surgit en un point d'ombilic.

C'est pourquoi, nous lui faisons part de cette proposition, à savoir que c'est lorsque la parole est retenue, voire même ravalée, que surgit la douleur. Cela va être à l'origine d'un renversement dialectique. La douleur se dissipe. La représentation la délivre de l'irruption du réel. C'est comme si toute l'élaboration du dialogue autour de ses objets (mère, frère) déchargeait ses dents du poids douloureux. Ce qu'elle découvre de la nature de sa douleur nous évoque les propos de Gérard Pommier : « ainsi de ce patient qui souffre régulièrement de fortes migraines et auquel l'analyse apprend que ses maux de tête succèdent toujours à un reproche, réel ou supposé, qui lui a été fait dans les instants qui ont précédé le déclenchement de son symptôme. Il n'avait jamais auparavant fait cette articulation, et ne pouvait la faire puisque la douleur était là pour l'empêcher de découvrir ce que le reproche pouvait représenter pour lui ».[31]

De la lettre au signifiant

Rappelons qu'il lui était difficile à ses débuts d'opérer un passage de la douleur à la souffrance psychique. Celle-ci était référée, au départ, uniquement au champ biologique. Elle parlait de ce point de réel dans sa crudité. Sa douleur était alors la trace de l'Autre historique, la marque de ces objets oraux. Douleur comme trace d'une morsure ancienne. Ce défaut de symbolisation qui se traduisait par une effraction

[31] G. Pommier, *Le dénouement d'une analyse*, Paris, Flammarion, 1996, p. 66.

du réel ne révélait-il pas alors que les conflits familiaux diminuaient largement ? Nous faisons référence à la relation conflictuelle avec sa mère et à la rivalité à l'œuvre avec son frère. Ainsi, le surgissement de cette douleur neutralisait momentanément ses souffrances.

Enfin, nous souhaitons indiquer qu'au cours du travail, cette douleur excessive qui liait l'excitation en signe avait disparu pour dévoiler une souffrance qui va persister mais sans la douleur du corps.

Figure de l'impossible

« *La mort d'un être jeune ne crée pas de vide chez le survivant, il l'engorge* ».
R. Debray, *Carnet de route*, op.cit., p. 264.

Le tombeau de la douleur : l'utérus

Nous souhaitons revenir sur une patiente, que nous avons seulement rencontrée trois fois, qui a mis en difficulté aussi bien le corps médical que nous-même, au point de susciter le désir d'écrire à son sujet. D'une certaine manière, nous aimerions reprendre un fragment du travail avec cette patiente pour faire part de ce qui nous a échappé.

Alors par où commencer ? Par la demande du médecin qui nous l'a adressée ou par cette rencontre inaugurale ? Peut-être par cette façon particulière qu'elle a eu de se présenter. En effet, lorsque nous rencontrons Mme A. pour la première fois, elle nous indique immédiatement que ses douleurs sont tellement intenses que la position assise lui est inconfortable, elle préfère rester debout ou encore s'asseoir par terre. De plus, elle est persuadée de l'inconfort des chaises de notre bureau. C'est comme si aussitôt le cadre se mêlait à notre rencontre. Situation déconcertante qui nous conduit à aller lui chercher une autre chaise. Nous désirions qu'elle se sente accueillie. Peut-être qu'en restant debout et en retrait disait-elle d'emblée quelque chose qui nous a complètement échappé à ce moment-là et que nous découvrirons bien plus tard au fil des rencontres.[32]

Avant de poursuivre, nous souhaitons signaler que loin de pouvoir rendre compte de l'ensemble des interrogations que cette patiente a suscitées chez nous, nous nous limiterons à évoquer sa douleur ainsi que son trouble alimentaire, pour penser sa désorganisation somatique.

Mme A. vient consulter pour des douleurs postopératoires. Ses douleurs font suite à la mise en place d'une plaque à quatre bras pour traitement chirurgical d'un prolapsus génital. Elle avait été opérée une première fois pour ce qu'elle nomme : « *une descente d'organes* », il y a de cela une bonne dizaine d'années et, une seconde fois, récemment car les douleurs persistaient. Dans les suites de sa seconde opération, en plus de ses douleurs pelviennes, elle présente des douleurs fulgurantes, dira-t-elle, au niveau de l'utérus.

A la question qu'est-ce qui vous amène ? Elle égrène un chapelet de douleurs et lorsque nous lui demandons depuis quand sont apparues ses douleurs, elle nous indique que depuis l'opération, sa vie a basculé. Le moindre effort lui est pénible au point d'avoir renoncé à toute activité sociale ou professionnelle. « *Tout est bloqué* ». « *Ma vie s'est arrêtée le jour de l'opération* » dira-t-elle. Le temps paraît aboli. Elle nous fait part également qu'elle a installé un lit médicalisé au milieu du salon. Qu'est-ce à dire ? Son corps ne vibre plus. Il se refuse au désir.

Le médecin du service dans lequel elle a été opérée, lassé de ses plaintes, lui a signifié la dernière fois qu'il l'a reçue : « *qu'il ne pouvait plus rien faire pour elle* ». Depuis, elle souhaite intenter un procès auprès du service et a d'ailleurs commencé des démarches procédurières. Elle va « porter plainte », assure-t-elle. Plainte qui, comme nous le savons,

---

[32] A bien y regarder de près, déjà lors de cette première rencontre, elle tentait de se maintenir à la marge de tout travail analytique.

invoque l'Autre et est figure d'interpellation, en plus, d'être une demande de réparation. Afin de nous décaler, nous l'interrompons et lui demandons si elle a des enfants. Elle répond assez hâtivement : « *oui, quatre* », puis marque un temps d'arrêt et dit : « *non, cinq* ». Elle a perdu un enfant, et ce entre le benjamin et le cadet, il y a de cela 20 ans. Elle a accouché d'un enfant mort. Son mari a « *des problèmes de cœur* », et ce, depuis la perte de leur enfant. Nous pouvons entendre à partir de cette formulation l'étendue de la polysémie que ce mot « cœur » convoque. Ce drame lui a littéralement donné un coup au cœur. Plus encore, la tragédie qu'il a vécue est un crève-cœur. Son cœur ne pulse plus. Son mari a eu un infarctus. D'autres se sont succédés au point qu'il a été mis en invalidité.

Elle dit ne pas avoir désiré voir son enfant mort, ni être présente au moment de l'enterrement. Un long silence s'installe et elle amène sur un ton éprouvé :

« *C'était terrible pour mes deux premiers, ils étaient déjà grands, ils avaient 14 et 8 ans. Je suis revenue de la maternité sans enfant (…) Avec mes parents, je ne pouvais pas en parler. Depuis toujours, c'est un sujet tabou avec tout le monde, même mon mari* ». Relevons que chacun demeure muet face à la béance de cette perte.

Ainsi, cette femme touchée par la mort néonatale de son enfant, qu'elle n'a pas voulu voir, ni toucher et qu'aucune inscription visible ne rattache à l'existence la prive de repérage sensoriel. Toutefois, s'il n'y a aucune trace sensorielle, à toucher ou à voir pour étayer la mémoire, il y a cette douleur. Ainsi, cette douleur qui réside dans ce lieu de l'origine ne l'assure-t-elle pas de la permanence de l'objet ?

Une douleur comme précipitation de l'innommable

L'évènement traumatique, inaudible, n'est-il pas préservé intact dans ce lieu de la douleur ? Ni atténué avec le temps, ni travaillé par le langage, il est là de manière compacte.

Par ailleurs, elle entretient une forme d'aliénation à la nourriture, signe de déliaison pulsionnelle qu'elle n'arrive pas à symboliser. L'augmentation de son poids est survenue après ce drame et a atteint son acmé depuis l'arrêt de son activité professionnelle.

Douleur et déliaison pulsionnelle

Elle a, dit-elle, ce besoin impérieux de manger. Et quand elle commence à manger, elle ne peut plus s'arrêter. Cet organe, la bouche, ne peut plus se fermer. Elle ingurgite mais sans recracher (tel que nous pouvons le voir dans certains tableaux de boulimie). Elle n'arrive pas à être rassasiée mais comment le pourrait-elle étant donné que sa demande est insatiable ? Cette excitation pulsionnelle impérative qui requiert une action de satisfaction entretient une tension de besoin constante.

Nous pouvons formuler l'hypothèse qu'elle se trouve conduite, d'une part, à une impulsion impérieuse qui est du côté de la décharge qui l'apaise un temps de ses tensions internes (dévorée par la perte elle dévore) et, d'autre part, à une compulsion qui serait du côté du passage à l'acte.

Ce que nous parvenons aussi à discerner c'est que son corps est pris dans les mailles de la relation à sa mère. La seule chose qu'elle dit à son sujet et qui n'est pas des moindres, c'est qu'elle n'a pas été présente au moment de la perte de son enfant. D'ailleurs, un silence de « mort » s'est édifié entre elle et sa mère au sujet de cette perte. Toutefois, cette mère qui n'a jamais été présente pour elle au moment de ce drame, occupe paradoxalement beaucoup de place dans sa vie. Elle décrit une mère qui « s'incruste » dans son intimité, nous pouvons rajouter, jusque dans sa chair. Cela appelle quelques remarques. Cette désintrication pulsionnelle n'est-elle pas aussi liée à son rapport à l'objet maternel ? Elle avale non seulement pour annuler la perte mais est avalée par la grande bouche de la mère.

D'autre part, dans cette insatiabilité alimentaire, ne s'agit-il pas également de cette mère insatiable ? Son rapport à la nourriture peut se concevoir comme un « règlement de compte » avec un Autre à partir de son corps propre. « *Avaler à n'en plus finir* », pour reprendre ses dires, n'est-il pas une manière, pour elle, d'éviter la représentation trop crue du conflit avec sa mère ? Elle dira aussi qu'elle est l'objet non regardé de la mère. A l'absence du regard maternel répond alors l'orgie alimentaire. Orgie comme moment aussi où les pulsions mortifères se déchainent. Grossir serait alors un moyen de capter son regard, d'être vue. A ce propos, Lacan dans *La relation d'objet* articule la pulsion orale à la relation d'objet : « Chaque fois qu'il y a frustration d'amour, celle-ci se compense par la satisfaction du besoin ». La jeune femme boulimique qui se plaint d'un défaut de l'amour maternel, est conduite vers ce que Lacan appelle : « une régression orale à l'objet primitif de dévoration, qui vient en compensation de la frustration d'amour ».

Par ailleurs, la parole passe par la bouche : qu'en est-il alors de son rapport au symbolique ? Il apparaît indéniablement un défaut du symbolique chez elle qui fait qu'elle utilise les choses à la place des mots.

Douleur comme représentation de choses

Par conséquent, ce corps, excessivement présent que ce soit dans la boulimie (corps délaissé, désérotisé, désexualisé par ses rondeurs) ou dans la douleur (il est donné en pâture à la médecine), montre incontestablement ce qu'elle n'arrive pas à verbaliser. Toute l'aporie, au fond, est qu'elle est dans l'impossibilité de quitter le registre pulsionnel. Elle ne parvient pas effectivement à élaborer une autre scène pour nouer son corps à une chaîne signifiante. La connexion entre le signe et la trace ne se fait pas. Du coup, aucune parole n'advient.

Sa mère avait fait comme s'il ne s'était rien passé lors de la perte de son enfant et le corps médical avait fait comme si de rien n'était au moment de la naissance de son enfant mort, tout comme le chirurgien qui déclare qu'il ne peut plus rien. Et c'est ce « rien » dont elle nous fera grief durant les séances, formulé ainsi : « *qu'elle ne sait pas pourquoi elle vient car rien ne se passe* » Mais comme le souligne P. Fédida : « Rien ne se passe, en effet, puisque tout ce qui se passe est dans ce qui se parle ».[33]

Le silence obstiné de sa mère ou de son mari ne révèle-t-il pas le creuset d'une épreuve indicible ? Et le silence qui lui pèse n'est-il pas venu se ramasser dans son corps ? Le vide s'entasse dans son embonpoint.

Au fur et à mesure des rencontres, sa demande d'éradiquer les douleurs devient de plus en plus insistante, pressante et le contenu se fait de plus en plus agressif. L'institution médicale devient véritablement son champ de bataille. En fait, dans ce règlement de compte contre l'institution médicale, n'est-il pas question de son drame personnel qui se joue à l'intérieur d'elle-même ? Sa plainte est alors plus que l'expression d'un mécontentement. Elle réclame un dû.

Cette patiente n'est plus revenue après avoir dit que son fils aîné, « *qui, lui, avait tant été là pour elle* », allait quitter la région pour des raisons professionnelles. Nous nous étions souvent demandé pourquoi la douleur avait atteint son paroxysme quelques mois plus tard après l'intervention chirurgicale, autrement dit, pourquoi cette douleur s'était déclarée maintenant et pas avant. Nous en saisissons aujourd'hui les courbes. Son fils s'en va et son corps s'affole.

Rappelons que lorsque nous l'avions rencontrée la première fois, elle avait formulé le souhait de rester debout ou de s'asseoir par terre. Rester debout pour ne pas sombrer dans l'abîme qui la guette ou s'asseoir par terre car ce drame l'avait littéralement mise à terre ?

Une demande autre que médicale n'a pas pu s'élaborer dans le cadre de la psychothérapie. Peut-être parce que se remémorer laisse émerger le néant qui la menace et qu'elle se

[33] P. Fédida, *Des bienfaits de la dépression*, Paris, Odile Jacob, 2001, p. 39.

maintient au bord du précipice. C'est pourquoi elle ne se hasarde pas sur les chemins tortueux de la mémoire.

Que retenir encore à son sujet ? Sa douleur demeure un affect ineffable. Il existe véritablement une mémoire chevillée au corps chez cette patiente mais qui n'est pas symbolisable. Cela n'est pas sans nous évoquer ses paroles de Philippe Forest dans son livre, *L'enfant éternel*, consacré à la perte de son enfant : *« Les grandes douleurs sont muettes »*.[34] Il va même plus loin et dit, à la dernière page de son livre : « *Les mots ne sont d'aucun secours* ». Et chez cette patiente, tous les mots effectivement se dérobent à la douleur de cette perte.

Pour tenter de conclure, revenons encore sur le roman de P. Forest. Lors de son incursion dans les ténèbres de la mémoire et les affres de la perte, il écrit : « *Tous les enfants sauf un grandissent écrivait James Barrie au début de Peter Pan* ». Au contact de Mme A., cette phrase me revient comme une ritournelle. Sa douleur n'est-elle pas la marque de ce « *sauf un* » ?

Figure de déchet sur le mode mélancolique

Le travail engagé avec M. V. s'est déroulé durant un peu plus d'un an (au rythme d'une à deux séances par semaine selon l'état dans lequel se trouvait le patient), il s'est trouvé interrompu par notre départ en congé maternité.

Nous allons essayer de mettre en relief les interrogations qui ont parcouru ce travail. Tout au moins, en dessiner les contours et ce à partir du verbatim du patient.

L'entame de la face : la douleur comme bout du sujet

Monsieur V. est sujet depuis de nombreuses années à des crises d'algies vasculaires faciales qu'il qualifie de « foudroyantes ». Il se présente comme un habitué des

[34] P. Forest, *L'enfant éternel*, Paris, Folio, 1997, p.191.

consultations médicales et comme un grand consommateur d'antalgiques de toutes sortes. Le médecin qui a la charge de ce patient est confronté à un insoluble. Pour sortir de l'obscurité, il nous l'adresse. Cependant, pendant plusieurs séances cette douleur demeure inaccessible. Point de clarté, donc, tant recherchée par le médecin. Une des seules choses que M. V. évoque, c'est que : « *Cela fait des années que cette douleur dure* (au point d'avoir été mis sous morphine, qui a conduit à une accoutumance. Du coup, les médecins ont décidé de le sevrer) *En 1980, j'ai eu un mélanome, puis un carcinome et maintenant cela* ». Quand nous l'invitons à nous parler de ce « *cela* », il revient sur ce point dolosif : l'algie faciale. Son corps se met alors à écrire du nombre. Nous pouvons même aller jusqu'à dire que ce réel douloureux qui se fixe dans le corps est cette lettre *a* -sémantique déconnectée du reste, de l'articulation signifiante, comme bout du sujet.

Perdre la face : le corps se fait rature

Durant plusieurs séances, M. V. s'est montré assez agressif. D'ailleurs, comme le précisait Gérard Pommier, « En psychanalyse, comme ailleurs, l'agressivité s'exprime avant même de faire connaître ses raisons ».[35] Ses attaques se portaient contre le cadre (sur la durée des séances, leur caractère formel). Les entretiens étaient donc très contrastés. Sa revendication visait aussi un préjudice dont les contours paraissaient, au départ, indiscernables. Nous avons pu aussi constater l'apparition de douleurs qui survenaient au moment des séances lors des élaborations, qui marquent, en quelque sorte, les effets thérapeutiques du travail comme les migraines ou à nouveau des algies faciales que nous entendions comme un stigmate. Il apparaissait à nouveau

---

[35] G. Pommier, *L'amour à l'envers. Essai sur le transfert*, Paris, Puf, 1995, p. 110.

une lettre à même le corps, une douleur comme précipitation de l'innommable.

Lors d'une rencontre, à la parole énoncée en début d'entretien : « *je vous écoute* », M. V. s'est emporté, nous ne nous souvenons plus précisément ce qu'il a dit, seule cette phrase nous est restée : *« Décoincez-vous ».* La seule chose que nous avons trouvée à répondre à cette injonction, ce fut d'en rire. Cette réponse a semblé lui convenir, car c'est à partir du moment où nous avons accueilli son agitation sans nous sentir menacée, que ces algies faciales se sont « historisées ».

M. V., spolié de son domicile pour des raisons financières de surendettement, contraint à "dégager" pour reprendre ses dires, expulsé de la Cité, a élu domicile dans une caravane au fin fond d'une vallée. Cet habitat est l'ultime point d'ancrage tout comme les séances qu'il honore, à jour et heure fixes. Après qu'il ait énuméré ces faits, nous lui demandons ce qui lui est arrivé. Le concernant, il dira :

« J'ai peu de considération pour moi même… Ma vie a été une catastrophe...J'ai viré alcoolo, puis il y a eu la drogue … Je suivais la trace de mon père.[36] *(…) Quand je bois, je m'oublie. Je suis ailleurs. (…) C'est pire depuis son décès. La mort de mon père, c'était dramatique. Il est décédé d'une crise cardiaque*[37] *».* Le décès de son père est récent. Il date de quelques semaines.

Revenons sur son verbatim : *« Pour ma mère, de lui avoir causé du souci l'a tué ».*

---

[36] Cela nous évoque le roman de François Weyergans : *Franz et François,* Paris, Grasset, 1997. La couverture de l'édition de poche (*Le livre de poche*), un dessin original de Savignac, en dit long sur le contenu du roman et cette relation impossible entre un père et son fils : l'enfant monte sur une chaise pour se mesurer à son père. Même en utilisant cet objet, il n'arrive pas à sa hauteur.

[37] Nous voudrions signaler que le décès de son père coïncide à quelques semaines près avec le décès de mon père, lui aussi mort d'un infarctus. Nous rapportons cet événement biographique personnel car, il nous semble, que cela a développé chez nous une acuité toute particulière dans l'écoute de ce patient.

Pour qu'il ne se perde pas dans un labyrinthe intérieur dont il ne trouverait pas l'issue tout comme les personnages du film *Les Désaxés* de John Huston, qui errent dans le désert, et qu'il ne s'enlise pas dans une culpabilité destructrice, il nous a paru primordial de lui faire remarquer qu'il n'y était pour rien.

D'autre part, que nous dit-il si ce n'est le déchaînement d'un narcissisme désespérément abîmé et que l'alcool vient cautériser sa douleur d'exister ?

Mentionnons au passage qu'il est issu d'une fratrie de cinq enfants. Ses frères ont brillamment réussi leur scolarité, occupent des postes importants et ont construit une vie de couple et familiale stables alors que lui est un écorché vif. Il entretient une bonne relation fraternelle avec eux.

Un jour qu'il haussait la voix et que nous le trouvions, là encore, très agité, nous l'interrompîmes et lui demandâmes contre qui il était en colère. A partir de cette intervention, pas à pas, il a pu commencer à parler de sa relation à sa mère : « *Ma mère a peu d'estime pour moi ... Pour ma mère, je suis un minable, un bon à rien. C'est vrai que je n'arrive à rien, que je ne vaux rien* ». Relevons les qualificatifs d'auto-dévalorisation propres au mélancolique qui nimbe son propos et qui signe la douleur morale. « *Je me suis fait virer partout* ». C'est comme si son existence tout entière était marquée par l'affaissement, la chute. « *Ma mère ne me reconnaît pas* (…) *Elle m'humilie* » N'est-ce pas ce défaut de reconnaissance de l'Autre qui le conduit à un inépuisable deuil de lui-même ?

Nous découvrons, à un moment donné du travail, qu'à chaque rencontre avec sa mère, la parole de cette dernière le foudroie au point que son corps se fasse rature du fait d'être littéralement rapté au champ de l'Autre, dans une correspondance directe du mot au corps pulsionnel. Dès lors, sur sa face vient s'inscrire l'accroc avec sa mère.

Douleur comme monstration de l'objet a

Autrement dit, à la parole de la mère répond l'écriture de la douleur à la face. En d'autres termes, il reçoit l'affront en pleine face. Il règne alors sur ce morceau de corps, en l'occurrence la face, la loi insensée de l'Autre. Du fait d'être pris, nous semble-t-il, dans un rapport à l'objet sans médiation possible. Il ne se délivre pas du regard de la mère. Il est pris dans ses filets.

Ceci nous conduit à ces deux propositions : premièrement, l'offense subie s'inscrit sur sa face et, c'est le cas de le dire, au point de lui faire perdre la face. Effectivement, il reste arrimé à cet objet regard, voire plutôt à l'œil de la mère qui le ravale du côté de l'objet déchet. Il ne s'y extrait pas. Cet œil l'annihile et le conduit à ses nombreux *acting out,* qui le font choir à « je suis ça » : un tas de fumier, une décharge. D'ailleurs, dans ses nombreux *acting out*, les pulsions mortifères s'emballent. Son corps devient un terrain de duel à mort. Il se tue, comme on dit dans le langage courant, lentement. Deuxièmement, le regard que pose la mère sur son fils vient fixer non seulement la douleur à la face mais le met à terre.

Toutefois, au fur et à mesure du travail engagé, M. V. ne reste plus emmuré sur cet axe imaginaire où il s'abîme. Il commence à reprendre contact avec l'extérieur et notamment il envisage de reprendre un travail. Il va d'ailleurs faire des démarches dans ce sens-là.

Le travail effectué avec lui a connu un tournant au moment où il s'est senti regardé,[38] par nous, sans doute parce que le regard suppose la reconnaissance et qu'être regardé permet de se constituer en tant que sujet. C'est pourquoi j'ai tenté de constituer un pôle identificatoire à partir du lieu de nos rencontres, où je lui faisais remarquer que je tenais à sa venue. J'y tiens et il s'y tient. Notre regard lui a, il me semble,

---

[38] En donnant un visage à cette face, c'est-à-dire, une présence, une nouvelle perception de lui advient.

permis de restaurer son image et de lui donner une consistance phallique, là où sa mère lui fait perdre la face au point de ne plus tenir debout.

Enfin nous souhaitons signaler qu'un peu avant notre congé maternité, il avait exprimé la difficulté pour lui de se séparer de la personne de l'analyste. Nous lui avons fait part de la date de notre départ et de celle de notre retour. Nous lui avons suggéré que se séparer, ce n'est pas « perdre » ou « se perdre », car nous entendions que ce qui s'actualisait là pour lui, c'était la perte de son père. Et pour qu'il ne se sente pas laisser « tomber » par nous comme il l'avait été par lui, nous lui avons indiqué que durant notre congé maternité, il avait la possibilité de rencontrer la personne qui allait occuper notre fauteuil afin qu'il sache qu'il y avait une place pour lui dans ce lieu, lui qui avait beaucoup de mal à trouver sa place dans l'existence. Lui indiquer un lieu où s'arrimer et lui offrir un nid pour lui donner la force d'exister autrement.

Post-scriptum

Quelques années plus tard, M. V. est venu nous donner de ses nouvelles. Il avait repris un travail en intérim, interrompu son travail psychanalytique qu'il avait engagé en libéral « même s'il n'avait pas tout résolu », pour reprendre ses dires et retourner vivre chez sa mère en nous mentionnant que c'est cette dernière qui lui avait fait cette proposition. Faut-il y voir le signe d'une réconciliation ou plutôt un moyen pour lui, en retournant vivre chez celle-ci, de résoudre sa question : celle d'exister ou pas.

Quoi qu'il en soit, nous ne pouvons pas nous empêcher de penser que tout sujet a besoin d'être nommé par ses parents pour exister et se séparer d'eux pour vivre.

Enfin, pour terminer, nous dirons que les paroles de sa mère à son endroit lui avaient fait perdre la face. C'est peut-être dans ce face-à-face avec sa mère qu'il va retrouver « la face » ou pas.

Figure de la passion

« *De par le don absolu qu'il a fait de lui-même, il est tenté d'incriminer l'amour là où c'est seulement la vie qui est en défaut* ».
A. Breton (1937), *L'amour fou*, Paris, Gallimard /Folio, p.149.

Insigne de la douleur : les membres inférieurs

M. J. est suivi depuis une dizaine d'années au CETD, pour une douleur consécutive à une lésion, suite à une défenestration liée à une rupture amoureuse qui a entrainé diverses fractures au niveau vertébral lombaire. Toutefois, la marche reste possible, libre ou à l'aide d'une canne. La gêne principale est représentée par des douleurs du membre inférieur gauche.

M. J. est archéologue. Comme nous le verrons, ce choix de métier n'est pas anodin. Il a choisi un métier ayant trait aux fondations, en somme, un métier où il est concerné par cette question.

M. J. s'est déplacé en fauteuil roulant pour venir nous rencontrer les premières fois indiquant déjà qu'il lui est difficile de tenir debout. C'est par ce bout-là, c'est-à-dire cet édifice qui ne tient pas complètement, que nous aimerions parler de ce patient car il comporte, en quelque sorte, les linéaments du tableau.

Ce patient avait déjà engagé un travail sur lui-même il y a de cela quelques années. Ce lieu lui a permis de reprendre certaines interrogations qu'il avait laissées ouvertes. En plus d'avoir favorisé le passage d'une demande médicale à un autre type de demande qui a fait émerger sa question.

Préalablement, nous souhaiterions encore indiquer qu'il est difficile, dans ce présent travail, de rendre compte de l'inconscient, de traduire ce lieu de l'Autre, cette autre scène. Cela ne peut se faire qu'au prix d'une perte. Nous suivrons, tout de même, les torsions de la langue à partir de ce qu'il amène et tenterons de remonter le fil d'Ariane. C'est à partir de bribes d'entretien que je vais proposer un fil.

La difficulté sur laquelle je bute, les premières fois, est que son corps est évincé de toute représentation.

Rien d'autre n'est donné à voir, durant plusieurs séances, que la présence de ce réel douloureux. Ces douleurs ne sont référées qu'au corps fonctionnel ou bien encore il nous relate ces rendez-vous médicaux en termes très médicalisés.

Voici donc M. J. tel qu'il se présente à nous, comme un infirme, nous faisant part d'une infinité de douleurs. En définitif, un corps excessivement présent dans le débordement pulsionnel. Manière sans doute de couvrir sa question.

Progressivement, il va nous faire part de sa difficulté de rencontrer une psychanalyste femme. D'ailleurs, quand le travail sera bien engagé, il dira, gêné, qu'il avait peur de tomber amoureux de nous. A vrai dire, là où il est en difficulté, c'est avec *La* femme.

Le transfert se noue à partir de l'image qu'il se représente de moi et qui se confond avec une autre. D'emblée, il me prend pour une autre. Cette femme, prénommons-là Alma. Alma, en arabe, signifie celle qui sait. Je suis parée des mêmes attributs qu'elle : des yeux immenses comme la forêt et noirs comme les ténèbres.

Regard

Ce qui l'avait saisi lors de sa rencontre avec Alma c'est son regard qu'il qualifie de braise. Un regard comme une échancrure, l'essence du beau. Il était aimanté par ce regard envoûtant. Elle lui avait tapé dans l'œil comme on dit dans le langage courant. Cet amour ardant avait jailli à partir de ce regard magnétique. Il avait été littéralement ravi par cet objet regard, captivé jusqu'à en être capturé.

La beauté

Elle avait un visage d'où émanait la lumière, un visage altier, semblant sûre d'elle. "*Elle était d'une beauté confondante.*" Beauté devant laquelle il tombe en arrêt comme devant un tableau, à la fois inatteignable et hypnotisante. Le pouvoir d'un tableau, d'une image n'est-il pas d'ailleurs son irruption dans le visible et sa possible cristallisation ? Elle brillait de mille feux comme un diamant. Comme le souligne Stendhal, « Cristaux, diamants : la minéralogie est toute prête à fournir des métaphores au discours amoureux, qui y trouve ses bijoux (...) où l'amant diamantaire fasciné par l'éclat du joyau qu'il façonne, est tout entier à la jouissance de l'idéalisation ».[39] Non seulement, cette rencontre se fait par cette prise du regard mais en plus cet objet était érigé en idéal.

Objet et idéal

« Je l'ai vénérée, c'était mon idéal ». Que dit-il de son rapport à l'objet si ce n'est qu'il l'élevait au statut d'être unique ? D'ailleurs, cet amour unique qu'elle symbolisait ne laissait-il pas présager une issue fatale ?

Examinons les choses de plus près.

« Mon « je » était le sien. Je n'avais plus de « je ». Ne faisait-elle pas voler en éclat son Moi ou du moins ne le réduisait-elle pas à néant ? Nous pouvons entendre, dans son propos, tout le poids de la passion, cette perte d'identité qui la caractérise ainsi que cette logique de néantisation qui conduit à l'aphanisis (*Aphanisis* vient du grec *aphanismos* qui signifie disparition, l'évasion hors, l'évanouissement).

Nous utilisons volontairement le terme de passion pour qualifier la relation entre M. J. et Alma car elle correspond véritablement à ce qui les lie. Arrêtons-nous d'ailleurs sur la définition qui en est donnée par certains auteurs : « Le terme de passion ne définit jamais un sujet ou un objet donné, mais le lien qui les unit ; c'est quand cet objet nous paraît devenu, pour un autre, l'indispensable, l'exigence vitale, ce qui ne peut manquer, que nous parlons de passion ; quel que soit

---

[39] Stendhal (1822), *De l'amour,* Paris, Folio, 1980, p. 31.

l'objet, peu importe alors ; il ne se définit que par ce « *ne pas pouvoir manquer* » sans faire de l'autre le manquant par excellence, allant jusqu'à cet absolu du manque à être qu'on atteint par la mort ». [40]

Mentionnons également l'analyse de la rhétorique passionnelle par Jean Starobinski à partir de l'œuvre de Mme De Staël tant celle-ci nous éclaire sur M. J. : « l'être ne s'appartient plus, il n'est plus rien pour lui-même, il s'est tout entier mis sous la garde et sous la dépendance de l'être aimé ». Cela laisse inéluctablement préfigurer la mort. Comme il le souligne : « À ce point, le dévouement devient sacrifice, et le don absolu tend de façon asymptotique vers l'absolu de la mort. Ne vivre que pour l'être aimé, c'est bientôt ne vivre que par l'être aimé : avoir cessé de vivre pour soi-même et par soi-même (…) L'amante passionnée (Zulma, Delphine, Corinne ou Mme De Staël elle-même) devient ainsi une morte vivante, maintenue en vie par une sorte de respiration artificielle qu'elle implore, une morte en puissance dont chaque instant dépend désormais de l'être aimé : exprimer cet état, c'est répéter sans relâche (et de la façon la moins politique) qu'on mourrait si l'être aimé se détournait. C'est proclamer que la vie est le don conditionnel que l'on tient de lui. Sa défection, sa seule distraction constitueraient un arrêt de mort ».[41]

Poursuivons.

L'image

« *Avec elle, j'étais dans une relation d'amour où je me confondais avec l'autre* ». Relevons cette confusion qui conduit à la dépossession de soi et le fait qu'il mettait ses pas dans les siens au point de ne pas pouvoir s'en distinguer et de s'y perdre. Son monde se rétractait au sien. Son espace se

---

[40] P. Aulagnier, F. Perrier, G. Rosolato, J-P. Valabrega, *Le désir et la perversion*, Paris, Le Seuil / Point, 1967, p.77.

[41] J. Starobinski, *L'encre de la mélancolie*, Paris, Seuil, 2012, p. 572.

resserrait sur elle. À cet égard, les propos de Jacques Hassoun sont assez éloquents : « Dans la passion, l'amoureux tente de spécularisier, de fixer sur la pellicule une seule image pour deux ».[42] Image dans laquelle il s'était enlisé. Il ne parvenait pas à discerner lui de l'autre. D'ailleurs, y avait-il de l'Autre ? L'avait-il seulement rencontré ?

Être tout pour l'autre

"*Elle était tout pour lui*" : Aphrodite, sa muse, son étoile du berger, son miel, une fleur qu'il butine, le ciel, la terre, la mer : son univers. "*Il était tout pour elle*" : Zeus, son chevalier, son conquérant. Elle était sa reine. Il était son roi. Dès qu'elle ouvrait la bouche, son seul réflexe était de lui obéir. Il était totalement à sa merci. Elle était son maître, il était son esclave.

Non seulement il était tout pour l'autre mais il se trouvait aussi dans un rapport d'aliénation : *« Pour moi, c'était elle ou rien. C'était la vie avec elle ou la mort »*. L'autre devient vital. Comme il l'indique : *« Je préférais perdre ma vie que perdre mon idéal »*. Autrement dit, il préférait mourir par amour plutôt que celui-ci meurt comme dans les figures tragiques du romantisme littéraire du XVIIIème ou XIXème siècle. De fait, l'amour, pour M. J., ne pouvait être ni une joie ni une souffrance. Nous nous référons ici au dialogue entre Jean-Paul Belmondo (Louis Mahé) et Catherine Deneuve (Marion Vergano) dans le film de François Truffaut : *La sirène du Mississipi* (1969), repris dans *Le dernier métro* (1980) entre G. Depardieu (Bernard Granger) et C. Deneuve (Marion Steiner) :

- *Tu es si belle. Quand je te regarde c'est une souffrance ;*
- *Pourtant hier tu disais que c'est une joie ;*
- *C'est une joie et une souffrance.*

---

[42] J. Hassoun, *Les passions intraitables,* Paris, Champs Flammarion, 1999, p. 130.

Pour M. J., l'amour était ou une joie ou une souffrance. Il ne pouvait pas être les deux.

Poursuivons. *« J'étais avec quelqu'un qui me voulait, puis ne me voulait plus »*. Cela nous évoque *La femme d'à côté,* film de 1981 de François Truffaut où est filmée toute la dimension vertigineuse et tragique de la passion. Les personnages principaux du film ne peuvent pas vivre l'un avec l'autre mais ils n'arrivent pas à vivre l'un sans l'autre. Cette relation passionnelle destructrice se termine d'ailleurs par un drame. Dans une toute autre version, le film *La Vérité* (1960) de Henri-Georges Clouzot, sur le mode érotomaniaque, évoque les affres du sujet érotomane. Après sa rupture avec Sami Frey (Gilbert Tellier), Brigitte Bardot (Dominique Marceau) lui clame l'amour qu'il lui porte, véritable réquisitoire du drapé passionnel. Et quoi que son interlocuteur lui réponde, c'est sans appel. Elle lui apporte les preuves qu'il l'aime comme autant de pièces à conviction. Elle est l'élue, l'indispensable, celle dont il ne pourra jamais se passer. Cela n'est pas sans nous rappeler ces mots de G. De Clérambault : *« l'érotomane croit être l'objet des avances qu'elle fait elle-même »*.[43]

Avec elle, il se sentait infiniment grand, important. Tout existait à profusion. C'était l'extase. Il était comblé. Ce qui laissait envisager l'inévitable chute. Après la combustion, le désastre. Après la célébration, la tragédie. L'étreinte exquise du début s'était transformée en étreinte mortelle. Devant cet amour fou, il n'a pas reculé. Il s'est laissé tomber.

Il était *tout pour elle* au point de n'être plus rien qu'un objet déchu.

Intéressons-nous maintenant à son entourage familial : sa mère et son père.

Soulignons aussi cette façon impersonnelle qu'il a de parler de lui, à certains moments, par l'usage du « on » qui

---

[43] G. De Clérambault (1921), *L'érotomanie*, Paris, Les empêcheurs de tourner en rond, 2002, p.18.

implique une identité commune. Et comme l'indique J. Hassoun dans *Les passions intraitables :* « Le "on" tend à ce que de l'un à l'autre il n'y ait que du binaire ».[44] Indice aussi que l'un et l'autre (Alma et lui) se coalisent et qu'il disparait en tant que sujet.

Ces considérations nous ramènent au rapport de M. J. à l'objet et à cette fulgurance absence d'altérité.

Venons-en maintenant à sa mère.

De sa mère, il dira qu'elle l'a trop aimé et qu'il est tout pour elle.

Nous entendons à partir de cette relation archaïque à sa mère les effets de celle-ci sur son choix d'objet ultérieur et toute la dimension vertigineuse et terrifiante par son aspect inassouvissable.

D'ailleurs, le fait qu'il soit promu à cet objet d'idéal par la mère ne va-t-il pas fermer la voie à son désir ? D'autre part, n'incarne-t-il pas le mythe de Narcisse ? Nous savons d'ailleurs comment se termine ce mythe. Captivé par son image dans l'eau, il finit par se noyer.

Poursuivons sur son père.

Il fait part d'une relation quasi-inexistante avec son père.

L'Autre comme cause de douleur

M. J. laisse entendre qu'il est l'objet de sa mère du fait que son père ne semble pas l'avoir protégé de son amour vorace. Le désir de sa mère ne semble pas occupé par un objet sexuel qui est ailleurs. Par conséquent, M.J. n'est-il pas l'objet de la jouissance maternelle et l'inaltérable présence de celle-ci n'obture-t-elle pas sans cesse l'émergence de son désir ? Cette emprise ne sape-t-elle pas jusqu'à sa possibilité de vivre ? D'autre part, sa douleur provient de l'Autre, du fait de s'en séparer. En effet, l'Autre insiste comme « cause de douleur ». Il en est, à la fois, affecté et infecté. Ce culte

---

[44] J. Hassoun, *Les passions intraitables. op.cit.*, p.100.

qu'a voué Monsieur J. à Alma n'est rien d'autre, il nous semble, que l'idéalisation d'un objet total qui se substitue à la retrouvaille d'un objet perdu. Par conséquent, ne tentait-il pas de démentir l'absence de l'objet primordial par cet amour exclusif ?

Du chiffrage de la douleur à son déchiffrage

Nous souhaitons, maintenant, témoigner d'un autre temps dans ce travail. Celui où sa douleur s'élabore et va se prêter au déchiffrage. Progressivement, quelque chose se métaphorise, se symbolise. Sa parole lui parvient, pour lui devenir signifiante.

Signalons d'ailleurs un rêve qui s'inscrit en un point très précis du travail. Ce rêve relance ses interrogations en ce qui concerne sa place d'objet.

Une fois, il revient sur son hospitalisation en psychiatrie et notamment sur le fait d'être réduit à une pathologie : « *A l'hôpital, vous êtes un TS etc. Vous êtes réduit à votre pathologie comme si vous n'existiez pas par ailleurs. Chaque spécialiste traite un petit bout de cela sans jamais vous rencontrer… C'est moi, plus tard, qui ai décidé de rencontrer un psychiatre psychanalyste de mon choix. Avec lui, je me suis posé la question : pourquoi j'en étais arrivé à me jeter par une fenêtre ? Défénestration, pourquoi ?*[45] *Qui j'étais ? (…) Était-ce une crise existentielle face à une rupture passionnelle destructrice (…) Pourquoi je voulais me tuer ? (Il le répète plusieurs*

---

[45] Lacan, à propos de la défénestration, nous dit : « Ce n'est pas pour rien que le sujet mélancolique a une telle propension, et toujours accomplie avec une rapidité fulgurante, déconcertante, à se balancer par la fenêtre. En effet, la fenêtre, en tant qu'elle nous rappelle la limite entre la scène et le monde, nous indique ce que signifie cet acte, en quelque sorte, le sujet fait retour à cette exclusion fondamentale où il se sent. Le saut se fait au moment même où s'accomplit, dans cet absolu d'un sujet dont nous seuls, analystes, pouvons avoir l'idée, la conjonction du désir et de la Loi » dans *Le séminaire, Livre X* (1962-1963), *L'angoisse*, Paris, Le Seuil, 2004, p.130.

fois) … Quand je me suis balancé par la fenêtre, ce n'était pas pour perdre la vie (…) J'ai voulu tuer ce J. [46] *que je détestais…* ».

Autrement dit, vivre son existence. La sienne. Trouver sa vie au risque de sa propre mort. Rappelons que le passage à l'acte est à entendre comme un franchissement. Toutefois, ce passage à l'acte peut avoir, dans un après coup, une dimension langagière. Par conséquent, ne cherchait-il pas dans son passage à l'acte une façon d'en finir avec la jouissance de l'autre : sa mère. D'ailleurs, il rapporte qu'après sa TS, il ne supportait plus l'omniprésence de celle-ci à son chevet à l'hôpital au point « *d'avoir fait des crises pour qu'elle dégage* ». En disant à sa mère de « dégager », la violence de ses propos à son endroit n'est rien d'autre, nous pouvons l'imaginer, que de lui demander d'exister séparé d'elle afin d'advenir. En d'autres termes, il essaie d'introduire du manque.

À ce sujet, rappelons-nous ce qu'il dit : « *quand je me suis balancé, j'avais besoin de trouver ce tu es* ». Ce qui faisait encore défaut chez lui. C'était peut-être pour cette raison qu'il venait en chaise roulante au début du travail témoignant par-là que l'édifice ne tenait pas bien. Ensuite, il arrivait avec une béquille comme s'il n'arrivait pas à prendre appui sur lui-même. Il avait fini par l'abandonner mais elle ne restait pas trop loin au cas où il retomberait. M. J. ne témoignait-il donc pas dans sa chair douloureuse de cette difficulté à trouver une certaine verticalité ?

Un jour, il nous fait part, en forme d'aveu, qu'il ne voulait pas rencontrer une femme psychanalyste, qu'il avait peur de tomber amoureux. C'est pourquoi il avait fait le choix d'un psychanalyste homme et que ma poignée de main recadrait les choses. Ainsi, du fait de nous être délestée de la place à laquelle il nous avait mise et ce en « recadrant » les choses « *par une poignée ferme* », pour reprendre ses termes, et en lui

---

[46] Il se nomme.

signifiant par notre posture que « *nous n'étions pas tout pour lui* », cela lui a permis de ne pas rester emmuré dans sa position et de rendre possible un travail. Signalons tout de même, au passage, la position d'équilibriste dans laquelle je me suis trouvée tout au long du travail analytique, ni trop près pour ne pas qu'il se retrouve à l'étroit comme avec sa mère ou avec Alma, ni trop loin pour qu'il ne se laisse pas, à nouveau, tomber. Juste se tenir là.

M. J. a suscité chez nous plusieurs interrogations. Notamment, ne cherchait-il pas désespérément sa raison d'être dans sa passion amoureuse ? Avant même d'amener une tentative d'élaboration autour de cette question, nous proposons de revenir sur quelques considérations théoriques.

Tentons maintenant d'amener ce qui s'était joué dans sa passion amoureuse.

Le ravissement et l'écrasement de l'objet regard dans la douleur

Nous savons que la rencontre amoureuse se situe dans le champ des signifiants, c'est en quelque sorte une histoire d'accrochage des signifiants alors que le passionné est pris dans les rets d'un signifiant désarrimé ou capté par un signifiant détaché des autres et en l'occurrence, dans le cas qui nous concerne, par l'objet regard où il reste rivé, littéralement écrasé par l'ornement de l'objet.[47] M. J. était entièrement pris dans le champ scopique de l'Autre (Alma, sa mère). D'ailleurs, c'est au moment où Alma détourne le regard qu'il s'éclipse de la scène. Il chute quand le regard se retire. Pour le dire autrement, elle ôte son regard et il se précipite par la fenêtre. Fenêtre qui, rappelons-le, a un cadre.

---

[47] Comme le souligne Jean-Richard Freymann, « Celui (ou celle) dont on est passionné, ce n'est pas lui en tant que lui, c'est un trait de quelqu'un (de quelqu'une) dans lequel on est aspiré », *L'inconscient pour quoi faire ?*, Toulouse, Erès/Arcanes, 2018, p. 108.

D'ailleurs, le cadre de la fenêtre n'est-il pas à entendre comme cadre du miroir à travers lequel il passe ?

D'autre part, il se trouvait dans une relation duelle qui se traduisait dans des termes d'exclusivité : *« ou elle ou rien ».* Cela est clairement énoncé : *« Pour moi, c'était elle ou rien, c'était la vie avec elle ou la mort. J'avais construit tous mes repères sur elle (…) sans elle, je n'existais pas ».* Dans cette perspective, perdre l'autre c'est perdre son être. D'ailleurs, c'est au moment où Alma le laisse tomber, qu'elle rompt sa relation avec lui, qu'il se laisse tomber au sens propre.

Que pouvons-nous également retenir ? Que ce soit par la passion ou la tentative de suicide, comme le fait remarquer Freud : « le Moi, bien par des voies différentes est écrasé par l'objet ».[48]

Ce que nous cherchons à spécifier à partir de M. J., c'est que dans ce fantasme d'unité avec sa mère ou sa relation amoureuse, il y avait alors la présence d'une *jouissance toute*[49]. Dans sa relation amoureuse, il réactualisait sa relation à sa mère où l'un et l'autre vivaient pour l'autre et non pas l'un avec l'autre. Sa mère était *toute à lui* tout comme dans sa relation passionnelle où il était *tout pour l'autre.*

Ce n'est pas sans nous évoquer la relation entre Romain Gary et sa mère dans son roman autobiographique *La promesse de l'aube.*[50] L'identité de cet auteur paraît profondément problématique, si aléatoire que certains de ses romans sont signés sous ce pseudonyme : Émile Ajar. Ce mal d'existence dont la profondeur du gouffre semble insondable n'est-il pas scellé aux dires de sa mère ? Elle avait décidé pour lui de sa vie entière, notamment qu'il deviendrait, entre autres, un héros, un écrivain, un général ou

---

48 S. Freud (1915), *Métapsychologie*, Paris, Gallimard, 1968, p. 161.

49 Cette jouissance que nous qualifions de *toute* renvoie au temps mythique de la jouissance désignée par Lacan de jouissance pure ou absolue, en dehors de toute limite et de toute Loi.

50 R. Gary, *La promesse de l'aube*, Paris, Gallimard, 1960.

encore un ambassadeur de France. Toute sa vie, il était dans cette quête effrénée de retrouver sa mère auprès des femmes. A ce propos, il dit : « *Avec l'amour maternel, la vie vous fait à l'aube une promesse qu'elle ne tient jamais. On est ensuite obligé de manger froid jusqu'à la fin de nos jours. Après cela, chaque fois qu'une femme vous prend dans ses bras et vous serre sur son cœur, ce ne sont plus que des condoléances* ». Ou encore : « *Si ma mère avait eu un amant, je n'aurais pas passé ma vie à mourir de soif auprès de chaque fontaine* ». La rencontre amoureuse est pour Romain Gary, tout comme elle l'a été pour M. J., un puits sans fond, une quête intarissable.

Signalons toutefois qu'après un long chemin parcouru un basculement s'opère dans sa relation à l'autre. Il s'affranchit de l'intensité de la passion, de son éphémère pour aller vers l'ambivalence de l'amour. L'étau se desserre alors que la rencontre était jusque-là un tour d'écrou supplémentaire. Il tisse un lien et n'est plus pris dans sa toile. Au feu de l'embrasement succède un amour moins carnivore dont il demeure d'ailleurs surpris. Progressivement donc, il s'éloigne de ses propres engluements.

Pour terminer, je souhaiterais rapporter cet élément. Les dernières semaines, M. J. arrivait en séance, sans béquille, en boitant. Comme le disait F. Truffaut, la vie privée est boiteuse.

De la lettre de la douleur à la chaîne signifiante

Douleur comme pétrification du réel

Comme nous l'avons constaté, à partir de la clinique, il y a une lettre dans la douleur que présentent les patients mais qui dans un premier temps n'est pas prise dans la chaîne signifiante. Par conséquent, cette douleur qui fait effraction ne se conçoit pas dans un réseau littéral. Elle est plutôt l'indice de la présence du réel. Un réel qui achoppe à toute tentative de symbolisation.

Lettre comme fixation de la jouissance du patient

Signalons aussi qu'à chaque cas évoqué, il apparaît une jouissance en un point du corps (dent, utérus, face et membres inférieurs). Chacun dit quelque chose qui concerne sa jouissance à partir de cette lettre douloureuse inscrite dans le corps. La jouissance se présente cependant de différentes façons selon les voies qu'elle emprunte et l'objet en jeu.

En ce qui concerne Mme D., c'est son insatisfaction qui se mue en jouissance. Quant à Mme A., c'est la privation qui fait que les pulsions érogènes se déchaînent dans une jouissance macabre.

Chez M. V., il apparaît une jouissance particulière dans ce qu'il répète de pénible. Comme l'amène Roland Chemama, « il y a sans doute une jouissance mortifère dans la position de celui qui n'agit jamais ».[51]

Ce qui affleure dans leur discours, aussi bien pour M.V., que pour M. J., c'est la présence de la pulsion de mort, autrement dit, une jouissance létale ainsi qu'un masochisme originaire qui se signifiait déjà dans la passion chez M. J. N'y a-t-il pas la présence aussi chez eux d'une jouissance primordiale qui est l'effet de l'aliénation radicale aux signifiants de l'Autre ?

Enfin, que nous enseignent ces cas cliniques ? Ils illustrent cette précipitation de la lettre dans la douleur. Véritable blocage de la chaîne signifiante. Dans chaque cas, ce qui est en jeu est la coupure entre l'objet et la chaîne signifiante. C'est précisément cela qui n'a pas opéré et qui conduit à l'éclosion d'une douleur. Toutefois, le travail clinique porté à un certain point nous permet de saisir la portée de cette lettre, ce qui gît dans cette douleur.

La clinique et les interrogations que la douleur soulève peuvent être éclairées, dans un après-coup, par un « retour

---

[51] R. Chemama, *La Jouissance, enjeux et paradoxes*, Ramonville Sainte-Agne, Erès/ Humus, 2007, p.158.

aux textes » classiques de la psychanalyse. Nous proposons maintenant de nous appuyer sur les travaux de Freud, en reconstruisant son cheminement qui va de la théorie freudienne de la douleur au champ lacanien de la jouissance.

4. Retour à Freud

Nous proposons un retour à Freud car il nous instruit sur ce vaste champ qu'est la douleur. Celle-ci est présente tout au long de son œuvre et notamment aux deux bouts de celle-ci : dans *Esquisse d'une psychologie scientifique*[52] (1895) et dans *Inhibition, Symptôme et Angoisse*[53] (1926). Une abondance de notions, à propos de la douleur, sont effectivement présentes dans de nombreux textes. Il en existe d'ailleurs plusieurs déclinaisons sémantiques. Ce qui révèle d'ailleurs toute la complexité de la tâche. Dans sa volonté de déchiffrer ce processus complexe qu'est la douleur, Freud se trouve sans cesse contraint à des remaniements de ce qu'il avait initialement pensé déchiffrer. L'originalité de Freud est de théoriser à partir de ce qu'il observe et de creuser un sillon qui va l'éloigner de ce qu'il avait conceptualisé initialement.

Avant de rassembler quelques textes qui en fournissent l'illustration. Nous souhaitons revenir sur la définition qui est donnée de cette notion dans le vocabulaire courant.

Une ou *des* définitions de la douleur

En premier lieu, il nous paraît judicieux de définir certains termes, comme celui de corps, du fait que la douleur se produit, nous le supposons, dans le lieu même du corps. Mais avant même d'évoquer ce vaste champ qu'est le corps, une question préalable s'impose : de quoi parle-t-on quand on parle du corps ? Si nous nous attachons à la définition succincte du *Petit Robert*, le corps est défini comme « la partie matérielle des êtres animés ».

---

[52] S. Freud (1895), « Esquisse d'une psychologie scientifique », dans *La naissance de la psychanalyse*, Paris, Puf, 1956, pp. 307-396.

[53] S. Freud (1926), *Inhibition, symptôme et angoisse*, Paris, Puf, 1993.

Paul-Laurent Assoun, quant à lui, dans : *Leçons psychanalytiques sur Corps et symptôme* en donne plusieurs définitions. Parmi ces définitions, nous en retiendrons quelques-unes, à savoir le corps organique, qui est conçu comme un agencement d'organes et évoque le corps machine, le corps physique qui se conçoit comme un principe matériel, le corps vivant pour parler de l'homme, le corps lésionnel et réel qui désigne le corps organique ou bien encore le corps anatomique qui est le corps de la dissection, réduit à ce reste qu'est le cadavre, conçu comme une somme d'agencements de parties selon les médecins, pour qui le corps ne constitue qu'un objet de savoir.[54]

Toutefois, parler du corps demeure une question difficile. D'ailleurs, qu'en est-il du corps chez l'autiste qui ne sent pas les limites de son corps du fait d'être en porosité totale avec le monde extérieur ? Ou du corps chez le psychotique où l'unité du corps est mise à mal ? Rappelons que Lacan lui-même s'est heurté à cette difficulté. Ce qui l'a d'ailleurs conduit à aborder cette question sous différents angles (dans sa dimension imaginaire, réelle et symbolique). Signalons également qu'il a accompli un travail considérable sur ce sujet que nous pouvons relever dans de nombreux textes.

C'est pourquoi ce serait une gageure de tenter de cerner le corps tant celui-ci renvoie à plusieurs champs. D'ailleurs, nous nous apercevrons de toute l'ambiguïté de ces termes (corps et douleur) à partir des travaux de Freud. C'est pour ces raisons que nous ne pouvons pas nous contenter d'une description mécanique pour parler du corps et de la douleur. Cependant, c'est sans doute parce que nous souhaitons que le corps ne nous échappe pas que nous lui assignons une définition conceptuelle, tout comme à la douleur, un ancrage fonctionnel.

---

54 Cf. P-L. Assoun, *Leçons psychanalytiques sur corps et Symptôme. Tome 1. Clinique du corps*, Paris, Economica, 1997, pp. 9-10.

Pour revenir à l'objet en question, la douleur, celle-ci est définie dans le *Petit Robert* comme « une sensation pénible en un point ou une région du corps ». Et dans le langage courant, le terme de douleur est souvent réservé à des affects ressentis et localisés dans le corps (les organes, voire la totalité du corps), alors que le terme souffrance évoque un ressenti qui introduit toute la dimension subjective. C'est pourquoi nous parlons de douleur affect dans le sens où elle affecte le sujet. Toutefois, les choses ne paraissent pas si simples et si clivées. Le terme douleur appartient autant au registre somatique qu'au registre psychique. Sur le versant somatique, le *Littré* désigne la douleur comme « une impression anormale et pénible reçue par une partie vivante et reçue par le cerveau ». Sur le versant psychique, elle se définit toujours selon le *Littré* comme « une souffrance qui affecte le corps et l'âme ». Cette définition est intéressante car elle désigne à la fois un ressenti corporel et un éprouvé psychique. Pour cette raison, nous proposons de revenir à l'étymologie de ces deux termes « douleur » et « souffrance » pour les distinguer. L'étymologie de douleur, « *dolor* », est à la base de toute une série de termes : dol, deuil, doléance qui évoquent, entre autres, la privation, la perte, la plainte. Nous pouvons ajouter à cette série l'ancien verbe « *se douloir* », qui indique un aspect réflexif de la douleur, quelque chose qui se retourne sur soi. A contrario, l'étymologie de souffrance, « *sufferentia* » évoque la présence de la personne souffrante. Et souffrir (du latin *suffere),* c'est supporter, endurer, des verbes qui indiquent la présence d'un sujet animé. La douleur peut s'inscrire dans la temporalité quand elle dure alors qu'elle est en général paroxystique. Et lorsqu'elle se chronicise, elle implique le sujet dans son entier. Par conséquent, elle se réduit rarement à la partie dolente. La douleur, par définition, est toujours celle ressentie par un individu. Du coup, elle se signale toujours par son aspect subjectif. Mentionnons que la douleur est du domaine de l'expérience. Expérience qui peut prendre plusieurs formes.

Dans *Bras cassé*[55] Henri Michaux relate son expérience personnelle, celle de s'être cassé le bras. Outre le caractère invalidant de cet événement, il nous fait part dans sa nouvelle d'une douleur qui l'enserre. « *Réveil. Et aussi s'éveille, petit à petit, un mal inconnu, écrit-il. Braise. Braise dans le bras. Braise et percements. Horrible cette braise… et absurde. Là, était mon bras, avant. Il ne peut être devenu braise. Tout de même, ce message « feu » toujours répété. Feu. Feu sans flamme (…) Réveil. Le feu reprend. Feu. Feu. Feu. Feu incessamment feu. Feu pour moi, pour moi tout seul brûlant* ». [56] Dans d'autres circonstances, la douleur peut envahir tout l'espace psychique par sa permanence, son acuité. Le journal *La douleur*[57] de Marguerite Duras tenu à la fin de la Seconde Guerre mondiale relate cette douleur carnivore : l'attente du retour de Robert Antelme, résistant, fait prisonnier par la Gestapo. Le temps se rétracte. Il est suspendu à ce geste infime : son retour. Elle ne se lave plus, ne mange plus. La douleur se grave dans sa chair. Elle s'identifie à ce mort potentiel décharné bientôt réduit à une carne. « *Je suis très sale, nous dit-elle, je passe aussi une partie de mes nuits au centre. Il faut que je me décide à prendre un bain en rentrant, cela doit faire huit jours que je ne me lave plus (…) Mes camarades du Service des Recherches me considèrent comme une malade. D. me dit : « En aucun cas, on a le droit de s'abolir à ce point* ».[58] La douleur se noue au corps. Marguerite Duras décrit dans un rythme haletant tenant le lecteur en suspens, dans un phrasé qui claque, cette cruauté de l'attente qui creuse sa douleur.

D'autres fois, la douleur peut conduire à une expérience d'étrangeté. La nouvelle de J. M. G. Le Clézio intitulée *Le jour où Beaumont fit connaissance avec sa douleur*,[59] aux accents

---

[55] H. Michaux, *Bras cassé*, Paris, Fata Morgana, 1973.
[56] *Op. cit.*, p. 26.
[57] M. Duras, *La douleur*, Paris, Gallimard /Folio, 1985.
[58] *Op. cit.*, p. 33.
[59] J-M G. Le Clezio, *Le jour où Beaumont fit connaissance de sa douleur*, Paris, Gallimard /Mercure de France, 1965.

kafkaïens, témoigne de ce fait. Beaumont se réveille en pleine nuit avec une douleur intense et lancinante à la dent. Progressivement, cette douleur se transforme en un scénario d'épouvante. *« Il regardait droit devant lui, nous dit J.-M. G. Le Clézio, dans la direction du mur d'en face, respirant à peine ; son cerveau bizarrement, était devenu une drôle d'espèce d'animal, un ver, par exemple, et cet animal se retournait sur lui-même, à la recherche d'une chose inconnue. Cette bête froide rampait imperceptiblement, puis s'immobilisait, et tordait peu à peu son corps trapu pour regarder en arrière. Pas d'yeux mais des semblants d'antennes, ou des cornes d'escargot, saillaient tranquilles hors de la masse cartilagineuse et se posaient avec délicatesse sur la paroi crânienne, sur l'objet tapissé de méninges rosées »*.[60] La perception se brouille sous l'effet de la douleur, l'intérieur et l'extérieur se superposent, les murs se rapprochent comme s'il était pris dans un étau. Il a des visions. L'espace se transforme. Rien ne vient endiguer le débordement pulsionnel de cette expérience douloureuse. Il perd l'unité de lui-même. La douleur devient une expérience de l'irréel.

D'autre part, quand la douleur atteint un certain degré, elle peut s'accompagner de sidération. De surcroît, elle se caractérise par un appauvrissement du dire du sujet sur lui lui-même. Ainsi, comme d'autres expériences humaines, la douleur est du registre des expériences qui peuvent confronter le sujet à un point d'extrême, qui appartient au domaine de l'innommable. Le cri étant la quintessence de cette réduction des possibilités d'expression. Le tableau *Le cri*[61] d'Edvard Munch en est une excellente illustration.

---

[60] *Op.cit.*, p.12.

[61] « Tous ses écrits sur *Le cri* nous apprend Philippe Lanthony, comme celui daté de 1892, précisaient que le point de départ du tableau était une expérience sensorielle concrète : *« Je sentis comme un cri à travers la nature - j'eus l'impression d'entendre un cri »*. « La vision entoptique d'E. Munch » dans *Edvard Munch l'œil moderne, Centre National et de Culture Georges Pompidou,* Paris, 2011, pp. 267-283.

Décrivons ce tableau qui est son autoportrait. Le personnage principal se dresse devant nous au premier plan, au milieu du tableau, sur un chemin qui s'apparente à un pont, le regard exorbité et les mains sur les oreilles. Il est en arrêt et on s'y arrête en tant que spectateur. Au loin, nous percevons deux silhouettes indistinctes. Le tableau est composé d'une alternance de couleurs de noir et de rouge. Le noir ne vient-il pas renforcer la dramatisation de son état intérieur et le rouge signaler la présence d'un danger ? Cette voix terrifiante qu'il entend est imprimée sur son visage. N'est-elle pas la trace d'une angoisse viscérale,[62] le signe d'une aliénation ? Ce son, qu'on imagine strident, on ne l'entend pas mais on le voit à partir de cette bouche béante, ses deux trous à la place des yeux. Son regard pétrifié s'apparente à celui de la Méduse tant il est statufié. La douleur est palpable à travers ce geste : il porte les deux mains à ses oreilles pour faire taire cet intrus. Notons également la marque de l'effroi et de la stupéfaction que dégage ce tableau d'une gravité dérangeante.

Toutefois même si la douleur peut s'exprimer par un cri, des sanglots, une crispation du visage, la pathologie de la douleur ne se réduit pas à l'hyperalgie. L'évidement de la douleur se rencontre aussi dans la clinique de l'autisme où l'absence d'éprouvé douloureux se décline de façon extrême. Et comme l'indique M. Czermak : « Il n'y a pas de plus grande douleur que de n'éprouver plus rien, de n'être pas affecté ».[63]

Arrêtons-nous maintenant sur la langue allemande pour parler de la douleur. *« Schmerz »* est le terme allemand qu'utilise le plus fréquemment Freud pour parler de la douleur. Il désigne le mal et le chagrin que la douleur génère. Cependant, Freud utilise aussi le terme « *Leid* » pour parler de douleur. Ce terme désigne, plus précisément, une

---

62 L'angoisse peut se confondre avec la douleur.

63 Cf. *Recherches actuelles sur les psychoses*, JFP 2009/4 (n°35), Erès.

souffrance psychique. L'accent est donc mis sur sa complexité. D'ailleurs, à ce propos, il amenait l'idée que, de la douleur, nous ne savons que très peu de choses.[64]

L'Association internationale d'étude de la douleur (créée en 1973), quant à elle, définit la douleur en ces termes : « la douleur est une expérience sensorielle et émotionnelle désagréable associée à une lésion tissulaire réelle ou potentielle, ou décrite dans des termes évoquant une telle lésion ». Là encore, la douleur est envisagée comme un modèle complexe.

Pour l'heure, revenons à Freud et à la profusion de ces textes qui s'obstinent à percer l'énigme de la douleur.

Une élaboration de la douleur dans la théorie freudienne

Notons deux moments importants pour Freud. D'une part, son auto-analyse conduite sous le regard de Fliess qui va contribuer à sa théorisation de la douleur. A ce sujet, nous pouvons mentionner son importante correspondance avec celui-ci, consignée dans son ouvrage : *Naissance de la psychanalyse* où il apparaît que le vécu de Freud est chargé de manifestations douloureuses (maux de tête, infection des sinus, symptômes gastriques). Il va s'intéresser à l'étiologie de ses maux en se consacrant tout particulièrement à la dimension psychique et va abandonner le substrat physiologique à Fliess.

D'autre part, il y a sa rencontre avec Charcot à l'École de la Salpêtrière.

Rappelons qu'en 1885, Freud assiste aux leçons de Charcot à la Salpêtrière. La fréquentation de ce lieu le conduit à ce constat : la douleur que présente les hystériques emprunte certains signes à des lésions organiques lui laissant supposer alors un aspect d'infirmité semblable à certaines

---

[64] Il évoque ce point de vue dans *Inhibition, Symptôme et Angoisse.*

infirmités organiques. A la différence près, tout de même, que dans l'hystérie, un membre est paralysé, cependant le reste fonctionne et que les manifestations douloureuses sont excessives. Les contractures, les paralysies sont effectivement d'une grande intensité.[65] Freud fait la découverte que c'est cet excès de valeur affective d'une partie du corps qui le rend inapte à fonctionner. « Plus un organe est investi d'une valeur érogène, plus il est sexualisé, nous dit Freud, et plus il est inapte à sa fonction ». C'est ainsi que Freud va trouver auprès de Charcot un matériel clinique propice à l'élaboration d'une théorie de la douleur. Son désir de saisir la transformation de l'énergie psychique en énergie somatique le conduit à réfléchir à l'interaction entre le corps et le psychique.

La douleur dans la conversion hystérique

Mentionnons également son ouvrage co-écrit avec J. Breuer : *Études sur l'hystérie* où les douleurs dentaires, les maux de tête ainsi que d'autres manifestations douloureuses sont présentes. Douleurs qui peuvent atteindre certaines

---

[65] D'ailleurs, nous pouvons nous interroger sur le spectacle de la douleur de l'hystérique tel que l'a fait remarquer Georges Didi Huberman dans son extraordinaire travail à partir d'images d'archives : *Invention de l'hystérie. Charcot et l'iconographie photographique de la Salpêtrière,* Paris, Éditions Macula, 2012. A ce propos, il dit : « Ce que les hystériques de la Salpêtrière ont exhibé de leur corps relevait, selon lui, d'une extraordinaire connivence de médecins à patientes » Et Charcot, selon lui, a contribué à faire de l'hystérie des tableaux : « Et qu'est-ce qu'un tableau ? Il n'a pas d'être (…) Il tient lieu. (…) la médecine tournait, et depuis longtemps déjà, autour d'un fantasme du langage-tableau (…) Un langage-tableau est fait pour méconnaître et la butée et le sens des infléchissements ; Cas et tableau culminent dans l'observation (…) Or, chez Charcot en tout cas, l'observation tend moins à une narrativité intime de l'histoire pathologique (…) qu'à une description bien faite des états du corps (…) Tout voir, tout savoir. Circonscrire (et non écrire) Faire discourir l'œil (et non parler, ni d'ailleurs écouter vraiment) : l'idéal de l'exhaustif descript », p.46.

fonctions comme la vue, l'ouïe. Les douleurs peuvent se traduire par une cécité, une surdité qui conduit à nous demander ce que l'hystérique ne veut pas voir ni entendre mais il peut exister aussi des formes inverses comme l'hyperacousie douloureuse. L'entourage est alors restreint au chuchotement, au silence.

Par ailleurs, Freud observe que dans la plupart des algies hystériques qu'il lui a été donné d'observer, des douleurs psychiques se substituent aux douleurs organiques. La conversion est liée à ce quantum d'affect.

Prenons le cas d'Elisabeth Von R. Cette patiente s'est occupée de son père durant un an et demi, nuit et jour car il présentait un œdème pulmonaire. Deux ans après la mort de celui-ci, elle présente des douleurs à la jambe qui l'empêchent de marcher. Sa mère présente, quant à elle, une maladie oculaire. Elisabeth Von R. s'est occupée à soigner aussi les douleurs de sa mère. Sa sœur est décédée d'une maladie de cœur, aggravée par sa grossesse. À la mort de sa sœur, elle avait commencé à éprouver de l'émoi pour son beau-frère. En effet, Freud nous apprend que « cette jeune fille avait éprouvé pour son beau-frère une tendre inclination, mais toute sa personne morale, révoltée, avait refusé de prendre conscience de ce sentiment (…) Elle avait refoulé hors de son conscient la représentation érotique et transformé toute la charge érotique et affective de celle-ci en sensations physiques douloureuses (…) l'idée de désirer justement cet homme-là lui semblait inacceptable (…) Quand, auprès du lit de sa sœur morte, une idée lui traversa l'esprit : « *Il est libre maintenant, je pourrai l'épouser* ». Des douleurs physiques apparurent en lieu et place des douleurs morales évitées. Ce mode de conversion lui permettait d'échapper à un état moral insupportable. Ce qui s'est alors transformé en douleur physique est ce qui aurait dû donner naissance à une douleur morale ».[66] La douleur est selon lui le symbole mnémonique de ce pénible émoi psychique dont la paralysie serait le représentant.

Freud avance que dans l'analyse de cas analogues, il y a immanquablement une cause psychique, qu'une représentation a été intentionnellement refoulée et que c'est dans ce refoulement que gît le motif de conversion totale ou partielle d'une somme d'excitation. Il découvre également que le symptôme hystérique est le moyen privilégié pour l'hystérique d'éviter la reconnaissance de son désir libidinal et sa castration. Il est le lieu par excellence du fantasme. Georges Didi-Huberman rapporte une observation tout à fait éclairante à ce sujet faite par Freud lui-même dans son ouvrage intitulé *Névrose, Psychose et Perversion :* « Dans un cas que j'ai observé (je ne suis pas d'ailleurs loin de penser que Freud parle ici d'une observation faite à l'époque de son séjour à Paris) le malade tient dans sa main sa robe serrée contre son corps (en tant que femme) tandis que de l'autre main elle s'efforce de l'arracher (en tant qu'homme). Cette simultanéité contradictoire conditionne en grande partie ce qu'a d'incompréhensible une situation cependant si plastiquement figurée dans l'attaque et se prête donc parfaitement à la dissimulation du fantasme inconscient qui est à l'œuvre ».[67]

Revenons à Elisabeth Von R. Elle fait part à Freud qu'elle va de plus en plus mal tout en présentant une mimique satisfaisante. Ce qui amène Freud à considérer que la patiente éprouve du plaisir de quelque chose d'autre qui lui est associé. Il ne formule pas encore l'hypothèse que l'hystérique jouit de ses souffrances ou que la douleur procure du plaisir mais ce qu'il constate auprès de ses patients aura une portée toute particulière dans son étude du masochisme.

---

[66] S. Freud, J. Breuer (1895), *Études sur l'hystérie*, op.cit., p. 133.

[67] G. Didi-Huberman, *op. cit.*, p.370.

Enfin, rappelons que Freud, à ses débuts, ne conçoit pas la douleur de l'hystérique comme un symptôme tel que le définit la psychanalyse, c'est-à-dire un phénomène subjectif qui constitue l'expression d'un phénomène inconscient mais plutôt comme une manifestation somatique comme si la douleur organique précédait la douleur psychique. Paradoxalement, il amène aussi cette chose inédite, dans le contexte de l'époque : « quelle que puisse être la cause des douleurs, fût-ce l'imagination, les douleurs elles-mêmes n'en sont pas pour autant ni moins réelles, ni moins violentes ».[68]

La contribution freudienne majeure sur la douleur consiste aussi à l'interroger comme une véritable situation pulsionnelle.

Douleur et pulsion

Dans son article : *Le refoulement*[69], dans *Métapsychologie,* Freud fait la découverte d'une décharge pulsionnelle dans la douleur.

La douleur s'apparente à une pulsion qui trouve ses sources d'excitation à l'intérieur du corps. Elle se produit sur une zone frontière entre intérieur et extérieur. Elle a une assignation toute particulière dans la mesure où la cause est externe mais elle agit de l'intérieur. Du coup, une douleur d'origine externe vaut pour une excitation interne. La pulsion proviendrait donc de sources de stimulation à l'intérieur du corps et agirait, nous dit-il, comme une force constante. Il distingue dans la pulsion, sa source, son objet et son but. Sa source est un état d'excitation dans le corporel et le but, l'abolition de cette excitation. Sur le trajet de la source au but, la pulsion devient psychiquement active. La pulsion

---

68 S. Freud (1890), « Le traitement psychique », dans *Résultats, Idées, Problèmes I*, op.cit., p. 8.

69 S. Freud (1915), « Le refoulement », dans *Métapsychologie,* Paris, Folio-Essais, 1986, pp. 45- 63.

se présente comme un quantum d'énergie, qui pousse vers une direction déterminée. C'est d'ailleurs de cette poussée qu'elle tient son nom de pulsion. La douleur est alors assimilée à une pulsion car elle présente les mêmes caractéristiques que celle-ci.[70]

D'autre part, si Freud se refusait à aborder la douleur sous l'angle du masochisme, il va progressivement y être conduit.

La douleur sous l'angle masochiste et sadique

Au départ, Freud ne concevait pas que la douleur puisse s'accompagner de plaisir. Il réfutait l'idée même de l'existence du masochisme. Non seulement, il ne concevait pas l'idée du masochisme mais en plus, il ne concevait pas que le sadisme puisse procurer de la satisfaction sans doute car il ne pouvait pas imaginer que l'individu puisse jouir d'infliger des douleurs. Il ne parlait pas non plus de masochisme pour évoquer les souffrances présentes dans la mélancolie. Cependant, à partir de 1915, Freud amène que « la torture que s'inflige le mélancolique et qui, indubitablement, lui procure de la jouissance, représente, tout comme le phénomène correspondant dans la névrose obsessionnelle, la satisfaction des tendances sadiques et haineuses qui visant un objet, ont subi de cette façon un retournement sur la personne propre ».[71]

Par ailleurs, il va faire la découverte suivante : le masochisme et le sadisme peuvent être présents chez un même individu. Parler du masochisme et du sadisme nous conduit à définir ces termes. Nous pouvons dire au risque de simplifier que le sadisme est le plaisir de provoquer de la souffrance chez l'autre alors que le masochisme est le

---

70 Cf. S. Freud, « Angoisse et vie pulsionnelle », dans *Nouvelles conférences d'introduction à la psychanalyse*, Paris, Gallimard, 1984, pp. 130 et suiv.
71 S. Freud (1915), « Deuil et mélancolie », dans *Métapsychologie*, op. cit., p. 160.

retournement de la souffrance sur sa personne propre. Toutefois, infliger des douleurs et en subir coexiste chez la même personne sous deux formes différentes, l'une passive et l'autre active. Il nous apprend qu'« une fois qu'éprouver de la douleur est devenu un but masochiste, le but sadique, infliger des douleurs, peut aussi apparaître ; rétroactivement : alors, provoquant ces douleurs pour d'autres, on jouit soi-même de façon masochiste dans l'identification avec l'objet souffrant. Naturellement, on jouit dans les deux cas, non de la douleur elle-même, mais de l'excitation sexuelle qui l'accompagne, ce qui est particulièrement commode dans la position du sadique. Jouir de la douleur serait donc un but originairement masochiste, mais qui ne peut devenir un but pulsionnel que chez celui qui est originairement sadique ».[72] D'ailleurs, certains adultes ne peuvent trouver une satisfaction sexuelle que si on leur inflige une douleur déterminée. Progressivement donc, Freud va faire la découverte que certaines douleurs débordent sur le domaine de l'excitation sexuelle et provoquent un certain état de plaisir. Ici encore, Freud ouvre une double perspective. D'une part le sadisme est lié à la satisfaction sexuelle que procurent les mauvais traitements et les humiliations que l'objet subit et d'autre part la douleur masochiste est liée au fait d'être soi-même l'objet maltraité. Mais comment passe-t-on du sadisme au masochisme ? Il proviendrait d'un retournement du sadisme sur la personne propre et correspondrait à une régression de l'objet au Moi.

Il suggère aussi que chez le masochiste, il existe un besoin de punition et fait la découverte de l'existence d'une tendance masochiste dans la vie pulsionnelle humaine.

Dès lors, la douleur qui était conçue au départ comme une sensation de déplaisir devient dans l'économie masochiste un but.

---

[72] *Ibid.*, p. 28.

Par ailleurs, Freud est soucieux de saisir la relation entre douleur et pensée. Il découvre que la douleur peut être, d'une part, source d'inhibition et, d'autre part, source de création.

Douleur et création

Freud observe que chez certains poètes, la présence de la douleur peut être source d'inhibition. L'individu concentre toute son attention sur l'endroit douloureux au point que toute son âme soit rétrécie à cette douleur lancinante : « Son âme se resserre au trou étroit de la molaire, nous dit W. Busch à propos de la rage de dent du poète »[73] alors que les mots d'un autre poète sont eux source de création. Et Freud de citer Heinrich Heine : « C'est bien la maladie qui fut l'ultime fond de toute pensée créatrice, en créant, je pouvais guérir, en créant, je trouvais la santé ».[74] Nous pouvons constater que les affects attribués à la douleur sont radicalement opposés dans le cas de la douleur du poète et dans la maladie de Heine. Dans le premier cas, le repli s'opère sur la zone érogène douloureuse. Dans le second, le sujet puise dans sa force créatrice afin de s'extraire de la douleur. Le paradoxe de la douleur est d'être à la fois celle qui relance la création et celle qui l'inhibe. Qu'est-ce qui fait que dans un cas la douleur est source d'inhibition et dans l'autre cas source de création ? Dans le premier cas, Freud trouve son explication dans l'investissement sur la représentation psychique de l'endroit du corps douloureux. Dans le second cas, il constate que la distraction permet de se détourner de la douleur. Il affirmait déjà en 1890 que « de même que la concentration de l'attention engendre ou augmente les douleurs, de même celles-ci disparaissent lors

---

[73] S. Freud (1914), « Pour introduire le narcissisme », dans *La vie sexuelle*, Paris, Puf, 1997, p. 89.
[74] *Op. cit.*, p. 91.

du détournement de l'attention ».[75] À cela, il rajoute, « … le guerrier adulte ne ressent pas la douleur de ses blessures dans l'ardeur fiévreuse du combat, le martyr devient selon toute vraisemblance complètement insensible à la douleur de la torture lorsqu'il est au paroxysme de son sentiment religieux et qu'il consacre toutes ses pensées à la récompense céleste qui l'attend ».[76] Dès lors, dès que la pensée est détournée, la douleur disparaît.

Il poursuit son entreprise et va s'intéresser maintenant à la douleur chez l'hypocondriaque.

La douleur chez l'hypocondriaque

L'hypocondrie réactualise la question de la relation entre douleur corporelle et douleur psychique déjà présente chez l'hystérique. Néanmoins, l'hypocondrie diffère de l'hystérie. La première donne à entendre quelque chose qui se situe dans les organes alors que la seconde donne quelque chose à voir.

Freud constate que « l'hypocondrie, comme la maladie organique, se traduit par des sensations corporelles pénibles et douloureuses et se rencontre aussi avec elle dans son action sur la distribution de la libido. L'hypocondriaque retire intérêt et libido, celle-ci avec une évidence particulière, des objets du monde extérieur et concentre les deux sur l'organe qui l'occupe ».[77]

Toutefois, la douleur dont se plaint l'hypocondriaque se distingue de la maladie organique car les sensations pénibles et douloureuses dont souffre l'hypocondriaque n'ont aucune réalité tangible sur le plan médical. La plainte douloureuse n'en demeure pas moins persistante car l'hypocondriaque est persuadé de la dégradation de ses organes du fait de

---

[75] S. Freud (1890), « Traitement psychique », dans *Résultats, Idées, Problèmes I*, op.cit., p. 8.
[76] *Op. cit.*
[77] *Ibid.*

l'intensité de ses douleurs et, de plus, d'être atteint d'une maladie grave dont l'issue ne peut être que dramatique. Il est submergé par ses affects douloureux. D'ailleurs, selon lui, l'intensité de ses douleurs localisées dans ses organes est le signe avant-coureur d'un danger non pas menaçant mais mortel. Ce qui fait qu'il multiplie les consultations chez le médecin à la moindre manifestation douloureuse. La souffrance psychique passe par une perception somatique erronée qui peut évoluer, dans les cas extrêmes, vers un délire de négation où l'hypocondriaque ressent une métamorphose de ses organes, voire le cas échéant, évoluer vers un délire d'énormité corporel ou bien d'immortalité. Mentionnons l'analyse faite par Freud du Président Schreber. Son délire s'accompagne de modifications corporelles. Il se transforme en femme. Antonin Artaud dans ses cahiers d'Yvry[78] tenus lors de son internement à Rodez fait part aussi de ce corps douloureux privé d'organes, mis en morceaux, signe d'une douleur morale intense. Ces modifications corporelles peuvent se trouver également dans des tableaux de mélancolie grave.

La douleur chez le mélancolique

« La mélancolie, nous dit Freud, se caractérise du point de vue psychique par une dépression profondément douloureuse, une suspension de l'intérêt pour le monde extérieur, la perte de la capacité d'aimer, l'inhibition de toute activité et la diminution d'estime de soi qui se manifeste en des auto-reproches et des auto-injures et va jusqu'à l'attente du châtiment ».[79]

Il n'existe pas véritablement de lien entre l'auto-dépréciation et sa justification réelle. Il n'en demeure pas

78 A. Artaud, *Cahiers d'Ivry Février 1947- Mars 1948 : Artaud, dernières imprécations*, Paris, Gallimard, 2011.

79 S. Freud (1915), « Deuil et Mélancolie », dans *Métapsychologie*, op.cit., p. 147.

moins que le mélancolique éprouve une douleur d'exister qui vise le Moi. Comme il l'écrit, « il se rabaisse devant chacun, plaint chacun des siens d'être lié à une personne aussi indigne que lui (...) Le tableau de ce délire de petitesse, principalement sur le plan moral, se complète par une insomnie, par un refus de nourriture et, fait psychiquement très remarquable, par la défaite de la pulsion qui oblige tout vivant à tenir bon à la vie ».[80] Cette douleur est qualifiée de douleur morale. Et c'est l'existence même du sujet mélancolique qui paraît douloureuse. Elle se caractérise par un retrait des forces vitales. A ce propos, Jean Starobinski souligne que « l'iconologie traditionnelle, à commencer par la fameuse gravure de Dürer, montre souvent, dispersés, en désordre, autour du *typus melancholicus*, des outils dont il ne veut ni ne peut se servir, des livres qui lui sont devenus lettre morte, des objets qui ne lui sont plus rien. Le désordre atteste le retrait de la force vitale désorganisatrice ». [81]

Bien que Freud n'ait pas mentionné dans ce texte le syndrome de Cotard, nous pouvons inclure dans la mélancolie celui-ci. « Le délirant mélancolique, selon Cotard, a tantôt la conviction d'être condamné à attendre interminablement la mort, tantôt la certitude de n'avoir même plus à l'attendre, parce qu'elle a déjà eu lieu ».[82] Rappelons que dans les cas extrêmes le délire mélancolique peut évoluer vers une catatonie mortelle.

Intéressons-nous maintenant à sa manifestation à partir de l'iconographie. Elle peut se manifester par un corps figé, momifié, indice d'une mortification. Signalons que des peintres aussi divers que Strindberg, Dürer, Hölderlin, Chirico, Van Gogh, E. Munch et bien d'autres ont représenté la mélancolie dans leurs œuvres picturales (sculptures, peintures, photos). Nous nous arrêterons pour

---

[80] *Ibid.*, p. 150.
[81] J. Starobinski, *op.cit.,* p. 448.
[82] *Op. cit.*, p. 534.

notre part sur trois productions d'E. Munch pour mieux éclairer notre propos : deux photos et un tableau.

L'autoportrait dans une chambre sur le continent I datant de 1906, représente E. Munch de profil, assis sur une chaise, une main posée sur le genou et l'autre pendante. Son regard est oblique. Il est comme perdu dans son monde intérieur, détourné du monde sensitif. Son regard est comme absorbé, source de trouble, car il confronte le spectateur à son gouffre intérieur d'où la vie semble s'être retirée. Soulignons également l'état d'inertie derrière l'apparent équilibre. Au fond de la pièce sont posés quelques objets en bordure d'une table presque en suspens. Nous distinguons très peu les objets. Le fauteuil à gauche, au fond de la pièce se fond dans le décor. Il disparait. Nous percevons au fond de la pièce une porte close. La photo est nimbée d'une lumière vive qui évoque l'évanouissement du monde qui l'entoure.

Le Noctambule,[83] tableau de 1923-1924, représente E. Munch. Le tableau est très sombre. Il se concentre sur son autoportrait. En premier plan, sur le côté gauche du tableau,

---

83 « L'atmosphère du *Noctambule* est une image de l'artiste marchant au bord de l'abîme, nous dit Iris Müller-Westermann. Il nous fait voir le numéro d'acrobate de Munch progressant sur l'incertain terrain de la vie, comme il l'a lui-même énoncé un jour en ces termes : « *La dernière moitié de ma vie n'a été qu'une lutte pour me tenir debout. Mon chemin a longé un abîme, un gouffre sans fond. Il m'a fallu sauter de pierre en pierre. Par moments, je me suis éloigné de ce chemin pour me précipiter dans le tourbillon de la vie, parmi les gens. Mais à chaque fois, j'ai dû revenir au chemin frisant l'abîme. C'est le chemin que je suis contraint de suivre, jusqu'à ce que je tombe dans le gouffre. La peur de vivre m'a tourmenté depuis que je me suis mis à penser. Mon art a été une confession, comme l'appel de détresse lancé par la télégraphiste avant que le bateau ne coule. J'ai pourtant l'impression que la peur de vivre est pour moi une nécessité, tout comme la maladie. Sans la peur de vivre et sans la maladie, je serais comme un navire sans gouvernail* ». Dans la radicalité de ce regard sur soi, Uwe M. Schneede voit se perpétuer « la tradition des écorchés » et des désespérés, de ceux qui ont des visions et des cauchemars, de Hölderlin à Beckett et Thomas Bernhard, de Goya à Bacon ». « Le regard retourné », dans *E. Munch, L'homme moderne,* op.cit., pp. 257-283.

il est penché, légèrement en déséquilibre, les bras croisés derrière le dos témoignent de la tension du corps. Il nous fait face et nous fixe de son regard noir et inquiétant. Le spectateur est comme interpellé par sa présence massive, happé par son regard hagard. Le tableau exprime une douleur qui le ronge, une oppression morbide dont il ne peut pas se sortir. L'expression de son visage fait ressentir cette inquiétude. Le mal rôde. L'espace est oppressant comme ramassé sur ce corps massif. La pièce est obscure comme si son état intérieur convergeait avec l'extérieur. L'extérieur tel qu'il est représenté dévoile son intérieur : la présence des ténèbres. En arrière-plan, deux grandes fenêtres se dressent derrière lui. Elles sont closes. Aucune perspective ne s'ouvre à lui.

Nous avons retenu ces deux œuvres. L'une, la photo et l'autre, la peinture, car dans l'une et l'autre, la mélancolie se manifeste à partir d'une certaine atmosphère. Que ce soit la photo ou le tableau, l'intérieur ne s'ouvre pas sur l'extérieur. Les deux espaces sont exigus, oppressants.

Signalons également sa photo : *La dernière frise de la vie dans l'atelier extérieur* (1927- 1930). Véritable apocalypse où le ciel et la terre se touchent. Le spectateur éprouve la sensation que le sol s'est dérobé et d'être hors sol. En apesanteur. Le spectateur est face à un espace sans bornes. Les parois paraissent friables. L'intimité fêlée.

Ces œuvres picturales sont éclairantes sur la mélancolie tant elle figure l'absence, le retrait, l'éloignement, le temps figé, l'isolement, le vide : la bile noire de la mélancolie.

Venons-en, à présent, à la douleur dans le deuil.

La douleur dans le deuil

La douleur présente dans le deuil se distingue de la douleur du mélancolique dans la mesure où le monde est devenu pauvre et vide à la suite d'une perte alors que dans la mélancolie la perte est portée sur le Moi. Quoiqu'il en soit, dans les deux cas de figure, la douleur est consécutive à une perte. La perte est liée à un objet dans le cas du deuil alors que dans le cas de la mélancolie, la perte est portée sur le Moi. Dans le deuil, le sujet sait ce qu'il a perdu alors que dans la mélancolie, il ne le sait pas. Le rapport au monde reste inchangé dans le cas du deuil alors qu'il est appauvri dans le cas de la mélancolie. Rajoutons que dans le deuil la perte peut être un objet réel ou symbolique. Le roman *La douleur*[84] d'André De Richaud témoigne de la douleur de la perte amoureuse. Le personnage principal (Thérèse Delombre), la trentaine, s'éprend d'un prisonnier allemand, beaucoup plus jeune qu'elle. Son mari officier a été tué sur le front durant la guerre 14-18. Thérèse Delombre est consumée par le désir pour ce jeune homme. Elle vit à la campagne épiée par le voisinage. L'angoisse qui la gagne et qui s'apparente à de la douleur, c'est d'être quittée par lui. Lorsque le regard de son amant se détourne, elle est dévorée par la douleur de la perte.

Venons-en, à présent, à la douleur dans la névrose traumatique.

La douleur dans la névrose traumatique[85]

« Le tableau clinique de la névrose traumatique se rapproche, nous dit Freud, de celui de l'hystérie par sa richesse en symptômes moteurs similaires ; mais, en règle générale, il la dépasse par ses signes très prononcés de souffrance subjective, évoquant par-là l'hypocondrie ou la mélancolie, et par les marques d'un affaiblissement et d'une perturbation bien plus généralisés des fonctions psychiques ».[86]

---

[84] A. De Richaud, *La douleur*, Paris, Grasset, 1931.

[85] Nous ne reviendrons pas sur le distinguo trauma, traumatique et traumatisme élaboré par Freud tant le sujet est vaste.

[86] S. Freud (1920), « Au-delà du principe de plaisir », dans *Essais de psychanalyse*, Paris, Payot, 2001, p. 55.

Il va faire ce constat à partir de l'analyse clinique des « séquelles traumatiques » liées à la Première Guerre Mondiale. Il va s'intéresser à ce qu'il nomme « les névroses de guerre ».[87]

Freud utilise le terme de névroses de guerre pour décrire les troubles développés par les rescapés d'accidents de chemins de fer ainsi que ceux revenus du front. Le terme de névrose est lié au fait que malgré le contexte de la guerre, nous pouvons retrouver chez le sujet ce qui s'apparente à une névrose. D'où le nom. Il va tenter de saisir la spécificité de la douleur dans cet événement traumatique. Retenons qu'il réserve le terme de traumatisme pour parler, entre autres, de l'impact psychique d'un événement à valence désorganisatrice qui peut agir pour ainsi dire comme un anesthésique par l'arrêt de toute activité psychique. D'où le caractère paralysant de la douleur dans les névroses de guerre. Elle peut également se manifester par des rêves répétitifs comme répétition du déplaisir. Freud fait la découverte que dans les névroses de guerre, le conflit est interne au Moi et c'est là que réside la douleur. Douleur qui est analogue au processus mélancolique.

Par ces réflexions suscitées par les névroses de guerre et la Première Guerre mondiale, Freud opère en quelque sorte une révolution. Cela l'amène à repérer ce qui est à l'œuvre chez le sujet, à savoir l'auto-destruction. Ce qui revient à dire la question de la pulsion de mort.

Après ces développements consacrés aux relations entre douleur et traumatisme dans les névroses de guerre, nous allons à présent mettre au jour le point d'aboutissement de la théorie freudienne, à savoir l'émergence de la conception de la pulsion de mort.

---

87 Cf. son texte « Rapport d'expert sur le traitement électrique des névroses de guerre », dans *Résultats, Idées, Problèmes I* (1920), op.cit.

Sadisme, masochisme et pulsion de mort

La théorie de la douleur trouve son point d'aboutissement dans son texte princeps : *Au-delà du principe de plaisir*, appelé d'ailleurs tournant de 1920.

Dès lors, sa première théorisation qui était fondée sur l'idée que le Moi cherche à éviter le déplaisir est remise en question par l'apparition de la pulsion de mort, principe désorganisateur de la vie psychique. Freud va introduire la notion de masochisme originaire, ce qu'il contestait jusqu'alors, pour parler de cette dimension. La visée du masochisme originaire serait l'auto-destruction.

D'autre part, il développe l'idée que le masochisme se rencontre sous trois formes : un masochisme érogène, un masochisme féminin et un masochisme moral. Le premier est l'expression de l'excitation sexuelle dans la souffrance, le deuxième évoque les « démêlées » du sujet avec sa castration et, enfin, le troisième renvoie au Surmoi. Dans ce dernier cas, la douleur perdure pour satisfaire un sentiment de culpabilité. Il arrive à cette conclusion à partir des difficultés rencontrées dans certaines analyses de patients. Alors qu'il s'attend à leur amélioration dans la mesure où tout semble indiquer la résolution de leurs conflits, au contraire, leurs états s'aggravent. Il découvre alors que le patient ne souhaite pas renoncer au plaisir suscité par la souffrance. Il amène cette idée judicieuse que le sujet peut trouver une solution dans la douleur et que notamment la douleur satisfait un sentiment inconscient de culpabilité. Rappelons-nous ce qu'il dit à ce sujet : « L'importance pratique de cette trouvaille ne la cède en rien à son importance théorique, car ce besoin de punition est le pire ennemi de notre effort thérapeutique. Il est satisfait par la souffrance qui est liée à la névrose et qui s'accroche, pour cette raison, à l'état de maladie. Il semble que ce facteur, le besoin de punition inconscient, participe à la maladie névrotique ».[88]

Dans ce texte princeps, il nous révèle aussi que ce n'est pas la pulsion de vie qui est première mais la pulsion de mort. « Ce qui est premier chez l'homme, nous dit-il, ce n'est pas le bruyant Éros mais le travail silencieux d'une mort qui n'est plus définie comme accident ou fatalité organique mais comme pulsion ».[89] Autrement dit, la pulsion qui était associée, au départ, à l'auto-conservation, à la sexualité, est maintenant associée à la mort.

Il découvre également la relation entre la répétition et le principe de plaisir. Principe de plaisir dont il pensait à ses débuts que sa visée était de maintenir au plus bas son quantum d'excitation alors qu'il semble être en fait au service de la pulsion de mort. Pulsion de mort qui, rappelons-le, est source de déliaison et est présente dans la répétition.

Enfin, dans son dernier texte : *Malaise dans la civilisation*, il amène cette idée lumineuse que « la souffrance menace de trois côtés : en provenance du corps propre qui, voué à la déchéance et à la dissolution, ne peut même pas se passer de la douleur et l'angoisse comme signaux d'alarme, en provenance du monde extérieur, qui peut faire rage contre nous avec des forces surpuissantes, inexorables et destructrices, et finalement à partir des relations avec d'autres hommes ».[90] Freud effectue là un tournant. La douleur est inhérente à la nature humaine. Il affirme que la psychanalyse n'évitera pas à l'homme la douleur.

Nous voyons à partir de ces différents développements que Freud a eu le souci très vif des années durant de

---

[88] S. Freud (1915-1917), *Nouvelles conférences d'introduction à la psychanalyse*, op.cit., p. 146.

[89] S. Freud (1920), « Au-delà du principe de plaisir », dans *Essais de psychanalyse*, op. cit., p.106.

[90] S. Freud (1929), *Malaise dans la civilisation*, Paris, Puf, 1992, p. 19.

décrypter l'appareil psychique pour montrer ce qui est à l'œuvre dans la douleur. C'est pourquoi nous commettrions une erreur en croyant cerner la spécificité de celle-ci. Et rien, parmi ces nombreuses découvertes dont on donne un aperçu sommaire, n'illustre autant la complexité de ce champ.

La nouveauté aussi, avec Freud, est que la douleur n'est pas uniquement physique, elle se situe aussi du côté des structures névrotiques et psychotiques. L'apport considérable de Freud tient aussi à l'introduction de la pulsion de mort. Notion qui nous introduit au concept de jouissance, présente chez le patient douloureux chronique.

La jouissance chez Freud et Lacan

Ceci nous conduit à évoquer successivement la question de la jouissance, tout d'abord chez Freud, puis chez Lacan. Avant de nous référer à ces deux auteurs, nous proposons de nous arrêter d'abord sur la définition qu'en donne Marcel Ritter, qui a scrupuleusement analysé ce concept dans l'œuvre de Lacan. Écoutons ce qu'il nous dit à ce sujet : « Le dictionnaire étymologique de Bloch et Von Wartburg nous apprend que le terme *« jouir »* vient du latin populaire *gaudire*, *gaudere* en latin classique, et signifie « se réjouir », *« joïr »* au XIIème siècle. Quant au terme « jouissance », il apparaît au XVème (1466) en remplacement de *« joance »*. Sur le plan étymologique les deux termes se situent sur le versant de la joie. Sur le plan sémantique, d'après le Dictionnaire *Le Robert*, le terme « jouir » signifie d'abord tirer plaisir, également tirer profit de quelque chose, et spécialement jouir d'un bien dans le sens juridique, en avoir l'usage, en tirer les fruits ; de même jouir d'une personne, la posséder charnellement. Mais aussi, par antiphrase, éprouver une vive douleur physique. Quant au terme « jouissance », il désigne l'action de jouir. Il équivaut à ce titre à plaisir et à satisfaction. Mais il désigne également l'action d'user de quelque chose, sens qui prévaut sur le plan juridique. D'où la notion d'usufruit : jouissance d'un bien sans en avoir la propriété. L'approche sémantique des deux termes met donc en évidence une sorte de bipolarité de leur sens, à la fois l'action d'user d'une chose ou d'une personne et le plaisir ou la joie éprouvés de ce fait même. A cela se rajoute la référence à la douleur physique ».[91] Toutefois, nous allons constater à partir de Freud et de Lacan que ce terme a une autre acception.

Avant de poursuivre, il nous paraît important, de façon liminaire, de rappeler ce que disait M. Ritter[92] au sujet de ce terme de jouissance, à savoir qu'il n'existe pas en tant que concept chez Freud même s'il peut être repéré dans l'après-coup dans certains de ses textes. C'est Lacan qui l'a introduit comme concept. Ce que nous pouvons souligner également c'est que la définition que donne Freud de ce terme est différente de celle de Lacan. Freud l'assimile au plaisir. Paradoxalement, il conçoit la jouissance comme une tension extrême présente dans la douleur et la souffrance. Pour Lacan, ces deux termes (plaisir et jouissance) se distinguent. Alors que le principe de plaisir décrit par Freud, note Marcel Ritter, tend vers une diminution de la tension, à une réduction de l'excitation à son niveau le plus bas, la jouissance, quant à elle, conduit à une augmentation paroxystique de la tension.

La notion de jouissance chez Freud

Sadisme, masochisme et principe de répétition

Nous tenterons d'examiner avec Freud ce que cette notion recouvre, là où il veut nous amener.

---

[91] J.-M. Jadin, M. Ritter, *La jouissance au fil de l'enseignement de Lacan*, op. cit., p. 99.

[92] Actes du séminaire, *La jouissance ou le champ lacanien*, (2004/2005 et 2005/2006), sous la direction de M. Ritter et J.-M. Jadin à Strasbourg.

Comme nous l'indiquions précédemment, Freud assimile la jouissance au plaisir et, nous pouvons ajouter, notamment au plaisir masochiste et au plaisir sadique.

D'autres formes aussi de masochisme vont s'imposer à Freud à partir des échecs injustifiés qu'il rencontre dans certaines psychanalyses avec les patients. Il va notamment l'associer au plaisir. Il va découvrir que si la souffrance se maintient dans le travail avec le patient malgré la guérison réclamée par celui-ci, c'est qu'une souffrance masochiste accompagne sa névrose.

Dans son célèbre texte : *Au-delà du principe de plaisir*[93], il poursuit cette idée. Il met l'accent, en effet, sur la tendance à la répétition, présentant un caractère démoniaque.

Freud amenait déjà cette idée à partir de 1915 à savoir qu'« il y a des gens qui répètent toujours, à leurs dépens, les mêmes réactions sans les corriger, ou qui semblent eux-mêmes poursuivis par un destin inexorable alors qu'un examen plus précis nous enseigne qu'eux-mêmes sans le savoir, se préparent ce destin. Nous attribuons alors à la compulsion de répétition ce caractère démoniaque ».[94] Ce qui se répète inlassablement, n'est-ce pas cette quête désespérée de la jouissance qui s'articule avec la pulsion de mort ?

Dans ce même texte, il lie les processus pulsionnels de répétition avec la domination du principe de plaisir. Il se laisse alors enseigner à nouveaux par l'analyse pour constater que la tension ne conduit pas forcément à la décharge : elle tend aussi à son accroissement.

Ainsi, la résistance à la guérison, étudiée par Freud dans *Au-delà du principe de plaisir* montre la difficulté pour un sujet de renoncer à un état dans lequel il se trouve même si celui-ci est « pathologique ».

---

[93] S. Freud (1920), « Au-delà du principe de plaisir », dans *Essais de psychanalyse*, op.cit., pp. 49-128.

[94] S. Freud (1915-1917), *Nouvelles conférences d'introduction à la psychanalyse*, op.cit., p.144.

Il poursuit dans cette perspective dans son texte : *Le Moi et le ça*[95] où il montre que la rechute du malade témoigne d'un besoin de maladie lui-même redoublé par un besoin de punition qu'est la souffrance. C'est ce qu'il nomme la réaction thérapeutique négative.

Cette réaction apparaît lorsque le médecin montre au patient une satisfaction au traitement. Là, nous apprend-il, l'état du patient s'aggrave. A ce sujet, il nous dit que l'individu s'attache excessivement à sa maladie. Il le formule en ces termes : « Pas de doute, chez ces personnes quelque chose s'oppose à la guérison, son approche est redoutée comme un danger. On dit que chez elles, ce n'est pas la volonté de guérison mais le besoin de maladie qui a le dessus ».[96] Il constate que ce n'est pas une mince affaire de se séparer de son symptôme et que les patients y tiennent plus qu'à eux-mêmes au point d'interrompre leur analyse plutôt que de permettre sa guérison. Freud en arrive à cette conclusion que le médecin va faire la découverte suivante, à savoir qu'« ils se plaignent de leur maladie mais ils l'utilisent de toutes leurs forces, et si l'on veut la leur prendre, ils la défendent comme la lionne proverbiale son petit, leur reprocher cette contradiction n'a pas de sens (…) Mais il y a pour tenir à la maladie d'autres motifs plus profonds dont on ne vient pas à bout si facilement ».[97]

Par conséquent, les bénéfices du symptôme, expression courante pour indiquer que le patient a plus d'avantages de rester malade que de guérir réinterroge la dimension masochiste telle que l'a développée Freud. Par ailleurs, lorsque nous parlons de jouissance du symptôme, il ne s'agit pas de bénéfices secondaires, c'est-à-dire, une certaine

---

95 S. Freud (1921-1923), « Le moi et le ça », dans *Œuvres complètes, Psychanalyse. Vol XVI*, Paris, Puf, 2003, pp. 257-301.
96 *Ibid.*, p. 292.
97 S. Freud (1926), *La question de l'analyse profane*, Paris, Gallimard, 1985, pp. 92- 93.

complaisance du sujet à se maintenir dans cet état mais plutôt de dire qu'un plaisir accompagne cette souffrance. Il s'agit plutôt d'évoquer toute la dimension de la satisfaction pulsionnelle dans cette souffrance.

C'est précisément ce mode de jouir du sujet, par son symptôme, qui met à mal toutes les propositions thérapeutiques du médecin.

Enfin, nous pouvons revenir sur cette proposition de Freud qui dit que nous ne venons pas si facilement à bout de la nature des motifs profonds de la maladie chez le malade. La clinique auprès des patients douloureux chroniques témoigne de cette difficulté. Avant d'évoquer la façon dont cette question se pose dans la clinique, nous proposons d'évoquer l'articulation entre la jouissance et le corps chez Lacan, toujours dans la perspective d'éclairer notre clinique auprès de patients douloureux chroniques.

Jouissance et corps chez Lacan

Là encore, il ne s'agit pas de reprendre toute l'étendue de l'enseignement de Lacan concernant ce concept, un paragraphe n'y suffirait pas, mais de mettre l'accent sur les points qui nous intéressent dans le présent travail. Néanmoins, rappelons que Lacan institue un champ concernant ce concept que nous pouvons qualifier de « vaste » dans la mesure où cette notion est disséminée dans toute son œuvre en plus d'être un concept complexe. Notons avec M. Ritter et J.-M. Jadin que « la notion de jouissance constitue sans aucun doute une des questions les plus difficiles du champ psychanalytique, sur le plan de la théorie, son approche est loin d'être aisée en raison de son extrême éparpillement autant dans le temps que dans l'espace. Toute tentative d'approche se heurte non seulement à sa dispersion dans pratiquement tout l'enseignement de Lacan, mais aussi à sa fragmentation à l'intérieur même du champ qu'elle constitue ».[98] Nous souscrivons aussi aux propos de Jean-Marie Jadin, à savoir que : « la jouissance est l'insaisissable du concept, ce qui échappe à sa griffe, à sa saisie, ce que l'on ne peut tenir dans la main. Elle n'est pas seulement un mot, un terme, un signifiant, pas seulement une idée, pas seulement une notion, la jouissance nous met d'emblée en mal de mots pour la dire ».[99] D'ailleurs, la profusion des définitions, dans l'œuvre de Lacan, manifeste d'une certaine manière toute la complexité de l'objet en question. Nous allons tout de même tenter d'en rendre compte dans le champ qui nous concerne, c'est-à-dire le corps et la douleur.

Comme nous le soulignions plus haut, nous ne souhaitons pas embrasser le concept de jouissance dans toute l'étendue du champ lacanien mais seulement mettre en exergue les points les plus importants pour notre objet d'étude. Et parmi les nombreux énoncés de Lacan sur la jouissance, la jouissance articulée à la question du corps paraît centrale.

La jouissance concerne d'abord le corps et s'éprouve dans ce lieu. Parmi ces formulations, nous pouvons retenir : « Un corps est quelque chose qui est fait pour jouir, jouir de soi-même ».[100]

La jouissance s'articule par ailleurs avec la douleur.

Jouissance et douleur

En effet, lors de sa conférence sur le thème : *La place de la psychanalyse en médecine*, Lacan dit : « Ce que j'appelle jouissance au sens où le corps s'éprouve, est toujours de l'ordre de la tension, du forçage, de la dépense voire de

---

[98] J.-M. Jadin, M. Ritter, *op.cit.*, p. 13.

[99] *Ibid.*, p. 31.

[100] J. Lacan, *La place de la psychanalyse dans la médecine*, dans Conférences et débats du Collège de médecine à la Salpêtrière, Séminaire inédit, Leçon du 16 février 1966.

l'exploit. Il y a incontestablement jouissance au niveau où commence d'apparaître la douleur, et nous savons que c'est seulement à ce niveau de la douleur que peut s'éprouver toute une dimension de l'organisme qui autrement reste voilée ». Nous supposons que si la jouissance est voilée, c'est qu'elle demeure inconsciente. Mais qu'est-ce que cet énoncé donne à entendre ? Ne donne-t-il pas à entendre l'existence d'un excès aussi bien dans le domaine corporel que psychique ?

Le Réel douloureux : une jouissance hors langage

Enfin dans *La Troisième*[101], Lacan avance que « le corps qui parle-là n'y étant noué que par le réel dont il se jouit ». Le réel s'est emparé du corps pour en jouir. Cette jouissance est alors hors langage. Rien ne peut en être dit. Elle se révèle dans son opacité. Cette jouissance n'est pas symbolisable, c'est-à-dire qu'elle n'est pas assimilable à des représentations. Ce réel qui revient toujours à la même place est, il nous semble, l'effet de la pulsion de mort.

Ce bref détour par la notion et/ou concept de jouissance chez Freud puis Lacan permet d'éclairer notre pratique clinique auprès des patients douloureux chroniques.

Des théories de la jouissance à la clinique

Polarisation de la jouissance dans des morceaux du corps douloureux

La clinique nous conduit à ce constat : ce corps qui s'éprouve dans la douleur à travers une tension sans répit manifeste une certaine jouissance. Jouissance, qui, rappelons-le, se polarise dans des morceaux du corps et qui est la marque d'une écriture particulière.

Par ailleurs, nous avons aussi constaté la prégnance de celle-ci dans la plainte douloureuse quand bien même elle est

---

[101] J. Lacan, *La troisième,* Séminaire inédit, Leçon du 1er novembre 1974.

fondée sur des faits patents. C'est peut-être pour cette raison que la position du sujet ne s'améliore pas. Toutefois, nous souhaitons souligner que le patient ne repère pas la place qu'elle prend pour lui. Lacan a un point de vue tout à fait éclairant à ce sujet : « Il est clair que ceux à qui nous avons affaire, les patients ne se satisfont pas, comme on dit, de ce qu'ils sont. Et pourtant, nous savons que tout ce qu'ils sont, tout ce qu'ils vivent, leurs symptômes mêmes, relèvent de la satisfaction. Ils satisfont quelque chose qui va sans doute à l'encontre de ce dont ils pourraient se satisfaire, ou peut-être mieux, ils satisfont *à* quelque chose. Ils ne se contentent pas de leur état, mais quand même, en étant dans cet état si peu contentatif, ils se contentent. Toute la question est justement de savoir qu'est-ce que c'est que ce *se* qui est là contenté ».[102] Et Lacan de rajouter : « Cette satisfaction est paradoxale. Quand on y regarde de près, on s'aperçoit qu'entrer de jeu quelque chose de nouveau – la catégorie de l'impossible. Elle est, dans les fondements de la conception freudienne, absolument radicale. Le chemin du sujet – pour prononcer ici le terme par rapport auquel, seul, peut se situer la satisfaction – le chemin du sujet passe entre deux murailles de l'impossible ».[103] Ainsi, en ce qui concerne le patient douloureux chronique, il se contente peut-être de jouir de sa douleur et celle-ci fait écran à toute forme de savoir car elle relève des catégories de l'impossible.

Ainsi, cette douleur que nous nommons intraitable ne témoigne-t-elle pas de l'insistance de la jouissance du corps qui est hors langage ?

Non seulement la théorie freudienne et lacanienne nous éclaire sur ce vaste champ qu'est la douleur mais, en même temps, elle nous conduit à réinterroger à nouveaux frais les

---

[102] J. Lacan, Le séminaire, Livre XI (1964), *Les quatre concepts fondamentaux de la psychanalyse,* Paris, Le Seuil, 1973, p. 187.
[103] *Ibid.*

spécificités des discours à l'œuvre au sein d'une institution médicale, et ce qui les sous-tend : d'une part, le discours médical et, d'autre part, le discours psychanalytique.

5. D'un discours médical à un discours psychanalytique

Spécificité des pratiques médicale et psychanalytique

Psychologue de formation psychanalytique, nous souhaitons rendre compte de notre collaboration avec des médecins dans une institution médicale. La supposition de ladite collaboration nous conduit à définir la spécificité de ces pratiques, médicale et psychanalytique, et ce qui fonde leurs discours respectifs.

En guise d'introduction, nous ne pouvons pas résister ici à la tentation de citer *Le Malade imaginaire* dans lequel Molière entreprend de démythifier le savoir médical. Nous proposons de revenir sur l'échange entre Argan, qui au moindre mal a recours aux médecins envers lesquels il éprouve une foi aveugle et Béralde, son frère, qui n'a de cesse de moquer les prétentions et les postures de la médecine, pour mieux dénoncer son ridicule :

« ARGAN. – Mais raisonnons un peu, mon frère. Vous ne croyez donc point à la médecine ?

BERALDE. – Non, mon frère et je ne vois pas que, pour son salut, il soit nécessaire d'y croire.

ARGAN. – Quoi ? Vous ne tenez pas véritable une chose établie par tout le monde, et que tous les siècles ont révélée ?

BERALDE. – Bien loin de la tenir véritable, je la trouve, entre nous, une des plus grandes folies qui soit parmi les hommes, et à regarder les choses en philosophe, je ne vois point de plus plaisante momerie, je ne vois rien de plus ridicule qu'un homme qui se veut mêler d'en guérir un autre.

ARGAN. – Pourquoi ne voulez-vous pas, mon frère, qu'un homme en puisse guérir un autre ?

BERALDE. – Par la raison, mon frère, que les ressorts de notre machine sont des mystères, jusqu'ici, où les hommes ne voient goutte, et que la nature nous a mis au devant des yeux des voiles trop épais pour y connaître quelque chose.

ARGAN. – Les médecins ne savent donc rien, à votre compte ?
BERALDE. – Si fait, mon frère. Ils savent pour la plupart de fort belles humanités, savent parler en beau latin, savent nommer en grec toutes les maladies, les définir et les diviser ; mais, pour ce qui est de les guérir, c'est ce qu'ils ne savent point du tout.
ARGAN. – Mais toujours faut-il demeurer d'accord que, sur cette matière, les médecins en savent plus que les autres.
BERALDE. – Ils savent, mon frère, ce que je vous ai dit, qui ne guérit pas de grand-chose ; et toute l'excellence de leur art consiste en un pompeux galimatias, en un spécieux babil, qui vous donne des mots pour des raisons, et des promesses pour des effets.
ARGAN. – Mais enfin, mon frère, il y a des gens aussi sages et habiles que vous ; et nous voyons que, dans la maladie, tout le monde a recours aux médecins.
BERALDE. – C'est une marque de faiblesse humaine, et non pas de la vérité de leur art.
ARGAN. – Mais il faut bien que les médecins croient leur art véritable, puisque s'ils s'en servent pour eux-mêmes.
(…)
BERALDE. – … Lorsqu'un médecin vous parle d'aider, de secourir, de soulager la nature, de lui ôter ce qui lui nuit et lui donner ce qui lui manque, de la rétablir et de la remettre dans une pleine facilité de ses fonctions (…) Il vous dit justement le roman de la médecine. Mais quand vous en venez à la vérité et à l'expérience, vous ne trouvez rien de tout cela, et il en est comme de ces beaux songes qui ne vous laissent au réveil que le déplaisir de les avoir crus.
ARGAN. – C'est-à-dire que toute la science du monde est renfermée dans votre tête, et vous voulez en savoir plus que tous les grands médecins de notre siècle.
BERALDE. – Dans les discours et dans les choses, ce sont deux sortes de personne que vos grands médecins.

Entendez-les parler : les plus habiles gens du monde ; voyez-les faire : les plus ignorants de tous les hommes.
ARGAN. – Hoy ! Vous êtes un grand docteur, à ce que je vois, et je voudrais bien qu'il y ait ici quelqu'un de ces messieurs pour rembarrer vos raisonnements et rabaisser votre caquet.
BERALDE. – Moi, mon frère, je ne prends point attache de combattre la médecine ; et chacun, à ses périls et fortune, peut croire tout ce qui lui plaît. Ce que j'en dis n'est qu'entre nous, et j'aurais souhaité de pouvoir un peu vous tirer de l'erreur où vous êtes, et, pour vous divertir, vous mener voir sur ce chapitre quelqu'un des comédies de Molière.
ARGAN. – C'est un bon impertinent que votre Molière avec ses comédies et je le trouve bien plaisant d'aller jouer d'honnêtes gens comme les médecins.
BERALDE. – Ce ne sont point les médecins qu'il joue, mais le ridicule de la médecine ».[104]
Cette longue citation du texte de Molière nous paraît prendre tout son sens ici, tant la force de celui-ci nous permet d'aborder les questions liées au savoir médical.

Le savoir médical

Le savoir médical s'institue comme un corpus de connaissances acquises par le médecin lors de ses études de médecine, qui donne lieu à un regroupement d'objets, à l'émergence de certains concepts. Le médecin a d'ailleurs une idée très précise de la santé et de la maladie du fait de l'enseignement qu'il a reçu. Ce qui le conduit, lors d'une consultation médicale, à introduire un écart entre la maladie et le malade afin de circonscrire un espace rationnel qui est celui du savoir médical. Par ailleurs, toute observation clinique, pour le médecin, doit rentrer non seulement dans

---

[104] Molière (1673), *Le Malade imaginaire*, Paris, Folio-Gallimard, 1999, pp. 186-193.

un cadre théorique préexistant mais, aujourd'hui, s'appuie sur des données scientifiques.

L'objet de la médecine : la maladie

Le savoir médical progresse effectivement vers un statut scientifique où le savoir, reposant sur la rigueur et la cohérence, est tenu comme irréductible.

Ce qui nous amène à ce constat : la médecine dite scientifique gagne progressivement la pratique du médecin et induit un autre quadrillage de la maladie. Cette dernière, conçue, au départ, comme un affect disparait au profit de la maladie « concept ». En d'autres termes, un déplacement est opéré entre la maladie comme éprouvée du sujet et la maladie comme objet de savoir, qui conduit, de facto, le médecin à s'intéresser plus à la maladie qu'au malade.

A ce propos, Clavreul, à la lecture d'un texte de Platon, rapporte au sujet du mal de tête dont souffre Charmide et dont le médecin est Socrate qu'en nommant le mal de tête « céphalée » ou « migraine », le mal de tête n'appartient plus à Charmide mais au médecin et cette nomination est prise dans un système épistémique qui va en rendre compte.[105] Comme il l'indique encore, « la souffrance se nomme dans le discours médical douleur ou oppression ou fièvre etc. Elle n'existe pour le médecin que comme un symptôme c'est-à-dire en tant qu'elle est formulable dans les signifiants constituants d'un syndrome ayant place dans la nosologie ».[106]

Progression de la médecine vers la science : une logique imparable

Rappelons également que dans la logique médicale, le patient est considéré comme véritablement malade si les

---

105 Cf. J. Clavreul, *L'ordre médical*, Paris, Seuil, 1978, p. 93.
106 *Ibid.*, p. 152.

images le prouvent (IRM, scanner), manière, sans doute, d'exclure le fait psychopathologique et sa complexité.

Nous souhaitons indiquer, tout de même, avant de poursuivre, que dans ce propos, il ne s'agit pas de reprocher à la science d'être rigoureuse en vue de permettre à celle-ci d'évoluer. Nous ne pouvons que souscrire à de telles avancées dans la recherche médicale. D'ailleurs si la médecine scientifique procède par un chiffrage rigoureux, c'est dans la visée d'être perspicace. C'est d'ailleurs une des conditions si elle veut permettre que le patient bénéficie des avancées scientifiques en matière pharmacologique ou technologique. Toutefois, ce qui ne peut pas être « chiffré », c'est le sujet. Mais le moindre manquement à une réponse est inacceptable dans la logique médicale scientifique, du fait, nous semble-t-il, du mythe d'un savoir absolu. Pourtant, Charcot lui-même disait lorsqu'on lui signalait que telle paralysie était trop baroque et, du coup, qu'elle ne correspondait pas à ce que les livres de médecine décrivaient : « cela n'empêche pas d'exister ».[107] En effet, cela n'empêche pas d'exister alors que la science est incapable d'en rendre compte. La douleur chronique est là pour en témoigner.

La nosographie douloureuse

Pour revenir à notre clinique, certains patients se présentent sous cette nosographie (fibromyalgie) car certains médecins ont affirmé avec aplomb que la fibromyalgie[108] est une maladie. Du coup, la fibromyalgie est prise d'emblée dans un discours épistémologique qui peut rendre compte de ces faits. Cette entité récente va fixer le sujet à sa pathologie. Désigner le sujet de fibromyalgique arrime le sujet à ce diagnostic, de sorte que le sujet est identique à la définition

---

[107] Propos de la Conférence de F. Leguil à Strasbourg, le 16 Juin 2006, *La médecine et la science : comment compter avec le sujet.*

[108] La fibromyalgie désigne des douleurs diffuses dans tout le corps.

que l'on a de lui. D'ailleurs, une fois que le diagnostic de fibromyalgie est posé, et cela semble convenir aussi bien à certains médecins qu'à certains patients, cela clôt une parole sur son état. Du coup, il est difficile de travailler avec certains patients, car ils sont convaincus de l'organicité de leur douleur. D'autre part, une fois que le patient est arrimé à ce signifiant « douloureux chronique », comment prend-il en compte ce statut ? Le patient est identique au discours qui est tenu sur lui, à savoir, celui de douloureux chronique. Ce qualificatif va fonctionner comme un nom propre. D'ailleurs, certains patients se présentent sous cette appellation : « *je suis douloureux chronique* ». Le sujet est dès lors causé par le signifiant de l'Autre, en l'occurrence dans ce cas précis, par celui de la médecine. Du coup, il ne parle plus en son nom mais à partir de ce signifiant qui le désigne. De plus, à s'épingler sous le signifiant « douleur » que l'on peut écrire « doux leurre », que vient faire reconnaître le sujet ? Et comment le sujet est-il concerné singulièrement une fois qu'a été objectivé un discours le concernant ?

Cela nous conduit à un certain nombre de remarques.

Une clinique psychanalytique dans le champ médical

Dans ce lieu, usant du savoir scientifique et technique, quelle place peut alors occuper la psychanalyse dans un service de médecine ? Comment assumer un non-savoir sur la douleur et se confronter à un impossible à tout résoudre alors que le discours promu est un savoir-faire et qu'il y a actuellement un souci accru pour la formalisation des positions ? Comment, en effet, travailler dans un lieu où le consensus prime au détriment des distorsions propres à la parole ? Comme le souligne habilement M. Czermak, de nos jours, et ce quelle que soit l'institution dans laquelle nous œuvrons : « il faut se parler » et « le même langage », « il faut s'entendre », formulés par des malins, ou des ignorants qui ne veulent rien savoir de ce que la conflictualité des discours soit la condition même de leur vitalité ».[109]

Comment introduire un écart entre la demande et la réponse donnée ? Et de quelle manière ? Et comment alors maintenir une pratique psychanalytique dans un contexte dominé par l'impératif médical où le maître mot est la guérison ?

Par conséquent, dans ce lieu où le médecin cherche à installer l'autre dans une complémentarité fonctionnelle, comment instituer autre chose ? Comme l'amenait Jean Oury qui a beaucoup travaillé sur l'institution, « par exemple, comment agencer des espaces, des lieux, des fonctions, des rôles, des statuts, des itinéraires, des prises en charge, un cursus analytique ou thérapeutique, ou des traitements biologiques, et avoir en même temps une intention particulière, singulière, pour chaque personne, et pouvoir le suivre dans son propre itinéraire ? Et on sait bien que cet itinéraire n'est pas tracé d'avance, ne peut pas être programmé d'une façon objective (...) Il y a une certaine contradiction entre l'itinéraire technique qui nous est imposé et le respect d'un itinéraire qu'on pourrait dénommer un itinéraire efficace ».[110] Cet itinéraire est celui du sujet. Ce qui engage les participants dans le travail avec un psychotique, nous dit Jean Oury, les engage pour une longue durée. Nous pouvons dire la même chose concernant les patients douloureux chroniques accueillis au C.E.T.D.

La visée majeure, nous semble-t-il, de la psychanalyse dans une institution médicale, c'est que même si le médecin ne saisit pas ce qu'il en est de « la praxis » du psychologue de formation psychanalytique, ce qui importe, c'est que sa relation au patient se trouve modifiée du fait même d'une autre approche du malade. Nous essayons d'introduire dans

---

[109] M. Czermak, *Patronymies*, Paris, Erès, 2012, p. 349.
[110] J. Oury, *Le collectif : le séminaire de Sainte-Anne*, Paris, Champ social, 2005, p.165.

le service dans lequel nous travaillons, comme le disait bien avant nous Jenny Aubry, « une certaine écoute analytique qui modifie, peut-être, la démarche de l'investigation séméiologique et, éventuellement, la thérapeutique ».

Nous essayons également de faire se rencontrer ces deux discours, psychanalytique et médical, en créant des conditions de passage d'un discours à l'autre afin qu'un éclairage soit porté de l'un à l'autre. Nous souhaitons souligner cependant que rencontrer le discours de l'autre est d'une extrême complexité. Et ce, du fait, il nous semble, de la spécificité de chaque discours. Comment penser cette différence de discours sans en exclure l'hétérogénéité ? L'hétérogénéité est nous semble-t-il difficile à maintenir et ce quelle que soit l'institution dans laquelle nous travaillons. D'ailleurs, nous assistons, dans toute institution à un effacement de l'altérité. Toutefois, s'il n'y en a pas, ne tendons-nous pas vers une forme d'aliénation au discours dominant ou à l'homogénéisation des discours pour la tranquillité de tous ? Quoique cela semble convenir à plus d'un, aussi bien médecins, soignants que patients. Sans doute que l'adhésion à un discours univoque leur permet de soulager leur division.

Pourtant, l'un des moyens ne serait-il pas de sortir du cadre constitué par un discours ? Question au demeurant complexe. Le discours psychanalytique comme tout autre discours peut se laisser enfermer dans un certain formalisme, notamment quand il se maintient dans une certaine orthodoxie, devient le gardien du dogme et exclut toute différence de pensée. Comment déjouer alors les postures trop figées ? En créant, il nous semble, les conditions de frayages de discours et en imaginant des passerelles qui favorisent l'hétérogénéité. Ouvrir à un autre discours n'est pas simple mais il n'en demeure pas moins possible.

Par ailleurs, la prolifération des discours tenus sur la douleur dans le champ social, scientifique et politique légitime la demande, en laissant accroire l'idée que l'accès à la jouissance peut être sans limite. Dans ce contexte, la douleur fait l'objet de nouveaux dispositifs institutionnels, réglementaires, sanitaires. Ces derniers érigent des normes modifiant les manières d'agir et de penser la question de la douleur. C'est ce que nous proposons d'examiner maintenant.

6. La douleur chronique : une nomination contemporaine

« *La vérité, en effet, n'est pas dans l'immédiat ; elle n'est pas davantage dans l'habitué* ».
W. Benjamin, « Au sujet de Le regard de Georges Salles », dans *Écrits Français*, Cher, Folio-Essais, 2003, p. 418.

Nous proposons dans cette partie d'interroger les nouvelles modalités de prise en charge de la douleur dans la société postmoderne.

C'est ce qu'on va maintenant examiner mais avant nous souhaitons faire un bref détour historique et rappeler avec Jean-Pierre Le Goff dans quelles conditions a été mise en place la politique de modernisation, notamment sous le gouvernement de Laurent Fabius en 1984 et comment, dès ce moment, se sont ordonnés les principaux thèmes qui structurent le discours politique d'aujourd'hui, centré d'une part sur les nouvelles technologies et d'autre part sur l'entreprise et, plus précisément, le management. La mobilité, la réactivité, la flexibilité deviennent alors les valeurs de référence.[111] Cette politique de modernité a un impact dans le sens où elle va fortement conditionner la perception de la prise en charge de la douleur par les pouvoirs publics comme nous l'analyserons plus loin dans le présent travail ainsi que sur les patients. Mais, pour l'heure, revenons à notre objet de recherche : la douleur dans la société actuelle.

---

[111] Cf. J-P. Le Goff, « La modernisation manquée », dans *Le Débat*, Gallimard, 2000 /3 (n° 110), pp. 232-237.

La douleur : une nouvelle pathologie ?

Nous constatons qu'aujourd'hui les médecins sont confrontés à des pathologies nouvelles (la douleur chronique) et sont submergés par de nouvelles formes de plainte. La plainte douloureuse n'est-elle pas une nouvelle modalité d'expression de la souffrance psychique ? Et n'est-elle pas liée à l'insatisfaction que génère notre société ? N'est-elle pas alors un « dommage » occasionné par le corps social ? A ce titre, nous pouvons considérer que ce nouveau symptôme (la douleur chronique) qui affecte actuellement les individus génère de nouvelles demandes.

Celles-ci sont corrélées, d'une part, à la société néo-libérale,[112] de l'autre, aux nouvelles politiques de santé publique. Point que nous aborderons plus loin dans le présent travail. Ces nouvelles demandes ne sont-elles pas d'ailleurs favorisées par l'offre ?

L'offre crée de la demande

La recrudescence de la plainte douloureuse paraît effectivement être favorisée par la création de structures qui facilitent leur expression. Peut-on à ce titre penser que l'apparition de ces dernières a fait apparaître l'émergence de

---

[112] Le néolibéralisme peut être défini comme la doctrine économique et politique, apparue au cours des années 1970 dans le sillage des travaux de Friedrich Hayek et des théories monétaristes de Milton Friedmann qui ont inspiré les politiques publiques mises en œuvre, notamment, au Royaume-Uni et aux États-Unis à partir de 1979-1980 et diffusées par les grandes institutions financières internationales dans les années 1980 et 1990. Il repose notamment sur la dérégulation du système financier, la privatisation du secteur public et la remise en cause de la redistribution et de l'État-providence construit à partir de 1945. Aujourd'hui, le néolibéralisme constitue une forme spécifique de pensée de l'État, de gouvernementalité, dont les principes peu à peu appliqués structurent non seulement l'économie mais l'ensemble des activités sociales. Il enjoint chacun de vivre dans un univers de compétition et transforme jusqu'à l'individu conçu comme une entreprise, un entrepreneur de soi-même.

nouvelles pathologies comme celle de “douloureux chronique” ? Ces patients existent en effet car des structures ont été créées pour les accueillir avec leur espace propre, composé de spécialistes. D’ailleurs, comment penser une prise en charge de ces patients, désignés sous le terme de « douloureux chroniques », sans que cela ne devienne un lieu de stigmatisation ? Et pourquoi s’occuper exclusivement de la douleur alors que soulager la douleur est une obligation de tout médecin ? En plus, spécifier une approche de la douleur conduit à une approche plus restrictive de celle-ci.

Deuxièmement, ces nouvelles formes de demande ne sont-elles pas liées au progrès scientifique qui suppose qu’il peut pourvoir à tous les besoins de l’individu ? D’où ce paradoxe : le progrès scientifique améliore la condition des patients dans le sens où les nouvelles technologies permettent, dans certaines circonstances, des prouesses médicales mais, dans le même temps, transforment la demande des individus.

Troisièmement, comme le patient est devenu un *ayant droit*, il en résulte une transformation radicale des demandes. Tout se passe comme si *le droit à* préexistait à la demande. D’ailleurs, *avoir droit à* n’est-il pas devenu le credo de notre modernité ? Arrêtons-nous sur cette notion de droit. Nous souscrivons aux propos de M. Czermak pour qui le droit est une arme chargée, qui veille d’abord aux biens.[113] Point que nous aborderons plus loin. Comme nous allons le développer, le *droit à* se décline sous différentes formes, d’une part, comme le droit *à ne plus avoir mal* et d’autre part comme *le droit à* la jouissance.

[113] Cf. « Actualités et limites de la paranoïa », dans *Patronymies*, op.cit., pp. 32-45.

Le *droit à :* nouvelle demande de soin

Les patients douloureux chroniques ne réclament pas uniquement la suppression de la douleur mais aussi la restitution par le médecin de ce que Lucien Israël a appelé « son corps pour la jouissance », du fait, nous semble-t-il, que ledit discours libéral promeut une adéquation parfaite de l'être à lui-même en supposant combler ce qui lui manque, ce que Lacan nomme dans *La troisième* : « *se jouir* » pour parler, il nous semble, de la jouissance de l'être.

Aujourd'hui, le médecin se trouve face à une demande « illimitée » du fait qu'il s'est développé, ces dernières années, une législation relative aux droits du malade, notamment avec l'apparition d'une loi initiée par Bernard Kouchner et qui sous-entend que la médecine peut soigner toutes les douleurs. Le droit du malade signifie que tous les moyens sont mis en œuvre pour qu'il obtienne une satisfaction complète. Dans cette perspective, ce qui est réclamé alors à tous les professionnels, c'est d'assurer le bien-être des patients et de garantir leur satisfaction. Ce discours va avoir des incidences sur les praticiens. En effet, le médecin ne se sent plus autorisé à dire non à la demande du patient du fait même du discours politique tenu sur la douleur, qui est de répondre à toutes les attentes : le patient est un *ayant droit.* L'ingérence de ce tiers politique rend la pratique du médecin plus difficile, la transforme. Du coup, le *droit à* ne plus avoir mal progresse vers un *droit à* la consommation. Le discours promu par le politique incite, d'une certaine manière, le malade à la consommation. Dès lors, le patient est à la recherche du traitement ou du geste chirurgical qui le soulagera de ses douleurs, et ce d'autant plus que les pouvoirs publics lui laissent croire que c'est possible. Par conséquent, les politiques de santé publique ne favorisent-elles pas l'errance des patients douloureux chroniques, toujours à la recherche de toutes les thérapeutiques possibles et inimaginables ?

Indiquons que les patients se soumettent depuis de nombreuses années à plusieurs thérapeutiques du fait même de l'existence de ces lieux comme si cette consommation excessive pouvait produire leur satisfaction. Certains ne s'interrogent nullement sur la nature de leur douleur mais viennent rechercher le traitement qui les satisfont pleinement.

Le discours actuel laisse sous-entendre que le patient ne doit être privé de rien et laisse croire d'une certaine manière à la pleine réalisation de son désir.

Le film de W. Allen : *Vous allez rencontrer un bel et sombre inconnu* (2010) en est un bel exemple. C'est pourquoi nous proposons d'en relater l'histoire.

Vous allez rencontrer un bel et sombre inconnu est l'histoire de personnages tourmentés, pris dans les affres de leurs désirs. Chaque protagoniste ne consent pas à vivre la vie qu'il mène. Le réalisateur dresse une galerie de portraits de personnages nombrilistes qui se débattent avec eux-mêmes.

Alfie (interprété par Anthony Hopkins), septuagénaire, quitte sa femme, angoissé par le temps qui passe. Il veut continuer à jouir de tout. Il fréquente assidument les salles de musculation, pour avoir un corps prêt à satisfaire ses fantasmes. Dans cette quête frénétique pour conserver sa jeunesse, il tente, nous semble-t-il, de métaboliser son angoisse de mort. Il rencontre une jeune femme à la chair plantureuse, véritable élixir de jouvence, pense-t-il. La relation s'étiole assez rapidement. Une fois l'objet atteint, son désir n'est que chimère, véritable marché de dupe.

Helena (Gemma Jones), l'épouse d'Alfie, dévouée et conventionnelle, déboussolée par cette rupture, se tourne vers une femme nommée « Cristal », comme si la vérité sur sa propre vie pouvait, justement, se déchiffrer dans une boule de cristal. Sa prophétie tient en cette phrase : *« vous allez rencontrer un bel et sombre inconnu »*. Elle finit d'ailleurs par rencontrer un libraire, spécialisé en sciences occultes. Cette union mystique l'engage sur le chemin de la jouissance absolue. En présence de Cristal, elle n'est plus seule dans cette épreuve de la solitude. Le médium lui laisse croire qu'elle a eu d'autres vies et que dans une vie antérieure, elle a été Jeanne d'Arc, rien de moins qu'une sainte ! Elle fait preuve d'une dévotion sans discernement pour cette voyante, qui la maintient dans l'illusion. D'ailleurs, comme le dit W. Allen : « *Les illusions agissent mieux parfois que les remèdes* ».

Sally (Naomi Watts), la fille de Helena et Alfie, est employée dans une galerie d'art, en attendant de créer elle-même sa propre galerie. Elle est attirée par son supérieur hiérarchique : Greg (Antonio Banderas).

Roy (Josh Brolin), le mari de Sally, renonce à devenir médecin lors de son serment d'Hippocrate, pour devenir écrivain. Son premier livre est accueilli avec succès. Ce qui n'est pas le cas de ses autres romans. Ses journées s'égrènent dans le plus grand désœuvrement, ce qui le conduit à « lorgner » sur la voisine d'en face : Dia (Frida Pinto), jeune et jolie musicienne, fiancée à un jeune homme, aux bonnes mœurs et à la carrière prometteuse. Roy finit d'ailleurs par quitter sa femme pour elle. De l'appartement d'en face, c'est maintenant Sally qu'il regarde se déshabiller, comme si, au moment de ce choix, il prenait la mesure de ce qu'il avait perdu.

Certaines scènes sont cocasses. Notamment, la scène de spiritisme où « l'inconnu » d'Helena, sous la pression de celle-ci, demande à feu son épouse la permission de s'engager dans la voie de son désir ou bien encore la scène où Alfie, qui prend du viagra, en supposant que cela augmentera sa performance sexuelle, se voit contraint d'attendre que le cachet pris fasse effet, tandis que sa partenaire lui lance un regard langoureux et impatient ; ou bien encore celle où Roy s'approprie l'œuvre d'un défunt (qui finalement ne l'est pas), pour atteindre la postérité.

Woody Allen excelle dans l'art de l'exagération. Ces scènes visent uniquement à dénoncer l'imposture de ses personnages qui se retrouvent, comme toujours, dans des situations alambiquées. Les personnages sont assez caricaturaux, peut-être aussi pour montrer que leur quête est vaine. Alfie et Roy sont tous deux en quête d'un avoir pour être, comme si l'objet les assurait de leur propre valeur. Ne sont-ils pas pris alors dans les turpitudes sociales qui constituent la préoccupation de l'homme moderne ? Ils sont face à cette réalité irréductible de ne pas pouvoir atteindre ce qu'ils poursuivent. C'est pourquoi nous assistons en tant que spectateurs à la débâcle d'eux-mêmes.

W. Allen ajoute à cela une autre dimension qui est celle de la mort. Il débute son film par cette citation de Shakespeare : « *Que la vie faite de bruit et de fureur à la fin ne signifierait rien* », pour indiquer la vanité de nos turpitudes. *In fine*, il y a la mort. La question de la mort affleure effectivement tout le long du film, notamment par cette parole qu'adresse Roy à sa belle-mère, Helena : « *Je crois qu'au fond nous allons tous rencontrer le bel et sombre inconnu* », qui est, il nous semble, une allégorie pour évoquer la grande faucheuse.

Dans le premier plan du film, nous voyons Helena, avancer d'un pas agité vers l'immeuble qui la conduira à Cristal et dans le dernier plan, elle est assise sur un banc, sereine et apaisée, en pleine nature, loin de ses pérégrinations du début. Les deux plans se superposent. Helena est véritablement métamorphosée, touchée par la grâce divine alors que l'avenir des autres personnages demeure improbable. Cette dernière scène célèbre l'illusion. Si nous insistons longuement sur ce film, c'est que W. Allen donne à voir dans ces existences chaloupées la division du sujet.

Pour revenir à l'objet en question : la douleur, comme nous le soulignions plus haut, « *ne plus avoir mal* » est devenu un droit. Cependant, le droit au traitement ne débouche pas nécessairement sur la guérison.

Comme nous allons le constater, cela est encouragé par l'émergence des technosciences.

La technoscience : une jouissance sans limite

Le « *tout est possible* » devient la caractéristique de notre société moderne.

Le personnage principal du recueil de nouvelles consacré au *Corps* de Hanif Kureishi témoigne de cette réalité. Un écrivain sexagénaire, époux, père de famille, installé confortablement dans sa vie rencontre un acteur de théâtre lors d'une soirée qui lui soumet cette idée invraisemblable : celle de changer de corps. L'idée est de transplanter des cerveaux vivants dans de jeunes corps morts. Autrement dit, il lui fait cette proposition alléchante de redevenir jeune. Cela arrive à point nommé pour cet écrivain qui se plaint de la décrépitude de son corps. D'ailleurs, son hésitation est de courte durée. Il se précipite dans une clinique privée, rencontre un chirurgien pour s'acheter, en échange d'une somme assez conséquente, un corps en choisissant la race, le sexe, la taille et l'âge. En somme, il choisit d'habiter une autre peau plus conforme à son idéal. L'intérêt de cette fiction réside dans le fait qu'il ne résiste pas à l'idée d'avoir un nouveau corps, car, pouvons-nous dire, on lui propose un corps prêt à satisfaire ses fantasmes. D'autres, qui font, tout comme lui, l'expérience d'un nouveau corps ne sont pas prêts, eux non plus, à y renoncer de sitôt, comme le relate l'un des protagonistes dans ce court extrait :

« - *J'adore être un cochon top–branché. J'adore faire la moue du bout de mes lèvres sexy et être un joueur de tennis hors pair. J'ai un service qui décoiffe ! Vous auriez dû me voir avant. J'ai les photos quelque part. À quoi bon être riche si vous êtes bancal et que vous avez un bec de lièvre ? C'était une erreur que je sois sorti vivant comme ça ! Le voici, le véritable moi !*

Il vante même les vertus de ce nouveau corps :

- *Bientôt, tout le monde en parlera. Il y aura une nouvelle classe, une élite, une super–classe de super–corps. Ensuite il y aura des magasins où vous pourrez aller acheter le corps que vous voulez. J'en ouvrirai un moi-même, avec de vrais corps au lieu de mannequins dans la vitrine. Bingo ! Qui voulez-vous être aujourd'hui ?* »

Ce qui n'est tout de même pas le cas du personnage principal qui dit, je le cite :

- *Si l'idée de la mort elle-même est en train de mourir, dis-je, toutes les significations, toutes les valeurs de la civilisation occidentale depuis les Grecs ont changé. Il semblerait que nous ayons remplacé l'éthique par l'esthétique* ».[114]

Alors que le personnage principal se pose des questions sur cette maîtrise du vivant par la science, les nouvelles avancées et ses dérives, les progrès technologiques qui supplantent en quelque sorte l'ordre naturel, son interlocuteur, quant à lui, ne semble pas vouloir se priver de ses attributs. En effet, pourquoi cet homme renoncerait-il à cet élixir de jouvence alors que le progrès de la science le conduit à cette quête frénétique vers un toujours *plus de jouir* qui lui permet de réaliser son fantasme ?

Dans un tout autre registre, le film *Her* (2013) de Spike Jonze traite, sur un autre plan, de ce sujet. Le film se déroule à Los Angeles, dans un décor extrêmement sophistiqué, voire aseptisé, prémices d'une société futuriste, où les personnes sont plus centrées sur leurs logiciels (portables, tablettes etc., véritables avatars de notre société moderne) que sur les êtres humains qui les entourent. Le personnage principal, Théodore (le remarquable Joaquin Phoenix), vient de se séparer de son épouse. Fébrile, seul, les seuls objets qui peuplent son univers sont les écrans. Il va être rapidement happé par la voix d'un logiciel, *pur objet a* au point d'en tomber amoureux et d'y rester connecté, jour et nuit. Le talent du réalisateur va être de donner corps à une histoire virtuelle à partir de la voix synthétisée d'un logiciel incarnée par la voix érotisée de Samantha (l'excellente Scarlett Johansson). Cette voix est, tour à tour, objet sonore comme une invocation à l'Autre, un instrument musical qui le berce, pure incarnation de la Chose, une voix charnelle, cause du

---

114 H. Kureishi, *Le corps*, Paris, Christian Bourgois Editeur, 2002, pp. 146-147.

désir et devient progressivement un objet dont il ne parvient plus à se passer. Et pour cause, il lui est plus aisé d'établir un lien avec une voix virtuelle que se risquer à une rencontre désarçonnante, car le lien qui se noue est sans faille. Elle lui évite toute perte qui l'obligerait à se confronter au manque. En plus, elle lui laisse croire que tout désir peut être comblé.

Après cette digression cinématographique, revenons à ce qui nous préoccupe à savoir que le discours contemporain encourage cette idée du *tout est possible*.

Nous arrivons alors à cette question cruciale : est-il possible de répondre à toutes les demandes et à quel prix ?[115]

La modernité nous laisse effectivement imaginer la possibilité d'une maîtrise prochaine de l'être vivant.

Du pousse à jouir au manque à jouir

Toutefois, nous constatons que malgré l'offre considérable qui est proposée au patient au CETD, rien ne vient jamais le combler. Il apparaît effectivement une inadéquation fondamentale entre ce qu'il poursuit et ce qu'il obtient. Sans doute parce que ce qu'il réclame s'adresse toujours ailleurs. C'est pourquoi nous pensons que la jouissance absolue est hors de sa portée, et ce, encore une fois, même si le discours des pouvoirs publics, porteurs des valeurs néo-libérales, suppose l'inverse.

La visée de ce discours n'est-t-il pas de considérer que le manque peut être comblé alors que le manque est propre à

[115] A l'heure des états généraux consacrés à la révision de la loi bioéthique, une émission intitulée : *La vie entre nos mains* du 3 juillet 2009, sur La Chaine Parlementaire (LCP), réunissait députés, scientifiques et citoyens sur cette question. Les avis étaient bien évidemment controversés. Nous souhaitons citer cette phrase prononcée par un député : « En science comme ailleurs, tout ce qui est possible n'est pas souhaitable ». Elle résume d'une certaine manière notre point de vue.

l'essence même du sujet ? Le sujet tombe inlassablement sur cette discontinuité.

Le film de Sacha Guitry : *Aux deux colombes* (1949) en est une jolie illustration. La narration se concentre autour de ces questions. C'est pourquoi nous proposons d'en relater l'histoire. Le personnage principal s'est remarié avec la sœur de sa femme qu'il croyait morte dans un incendie. La prétendue défunte réapparait et sème le trouble dans leur ménage. Pressé par les deux femmes de choisir celle qu'il souhaite garder, à cela, il leur répond :

- *Si je ne choisis pas c'est bien pour la raison que mon hésitation ne date pas d'aujourd'hui, non dès le premier jour où je vous ai vu toutes les deux j'ai hésité, c'est vous dire à quel point vous me plaisiez déjà, tant et si bien, d'ailleurs, qu'ayant la première, j'ai saisi l'occasion d'épouser la seconde.*
- *Tu nous aimais toutes les deux ?*
- *Je préfère dire l'une et l'autre car victime bientôt de mon hésitation. Cela a fini par l'une ou l'autre.*
- *Ainsi donc indifféremment ?*
- *Oui mais enfin c'est tout de même moi que tu as choisie pour commencer ?*
- *Non mon chéri même pas ! Non ! Même pas. Non ! Car ma demande en mariage à votre père, je l'avais formulée de la façon suivante : « Monsieur j'ai l'honneur de vous demander la main de l'une de vos deux filles ». Vous voyez qu'il y a 22 ans déjà je ne pouvais pas choisir. Et quand votre père m'a demandé « je vous en prie, soyez gentil prenez l'aînée ! » J'ai pris l'aînée. Oui et c'est ce qui fait que maintenant pendant nos six années de mariage, j'ai regretté Marie-Thérèse.*
- *Tu m'as regrettée ?*
- *Oui mais Marie-Jeanne, ne pleure pas, ne pleure pas. Je t'ai regrettée pendant 22 ans.*
- *Mais alors si tu m'as regrettée pendant 22 ans, c'est moi qu'il faut que tu gardes.*
- *C'est toi qu'il faut que je garde pour que je regrette encore ta sœur !*

La complexité du désir ne se trouve-t-elle pas dans ces mots d'une extrême justesse bien que cruels ?

Par conséquent, ce discours qui promeut *un plus de jouir* n'élude-t-il pas le manque à être ?

C'est ce que nous allons tenter de démontrer à partir des plans de lutte contre la douleur.

La réglementation sur la douleur

Le premier plan douleur (1998-2001) partait du postulat : « *La douleur n'est pas une fatalité* » et l'inscrivait comme une priorité de santé publique. En 2002, le deuxième plan (2002-2005) marque une étape supplémentaire dans le sens d'un engagement de lutte contre la douleur et la loi relative aux droits des usagers de la santé posait comme principe que la prise en charge de la douleur est un droit fondamental. Ce principe est d'ailleurs repris dans le troisième plan couvrant la période 2006-2010. Un nouveau défi est désormais lancé : celui d'une coordination européenne des politiques de recherche et de programmes de prise en charge de la douleur. La douleur est donc passée d'une priorité de santé publique en France à un projet coordonné au niveau européen, pour améliorer la qualité de la prise en charge.

La douleur fait donc l'objet depuis quelques années d'une attention accrue de la part des pouvoirs publics. Le Législateur s'est saisi de la question de la douleur pour l'inscrire dans un cadre réglementaire.[116]

Ce qui affleure dans ces plans successifs, c'est qu'ils sont porteurs de normes et d'idéaux.

---

[116] Cf. Circulaire DGS DH n° 98 47 du 4 février 1998 relative à l'identification des structures de lutte contre la douleur chronique rebelle ; la Loi n° 2002-303 du 4 Mars 2002 relatif aux droits des malades ; la Circulaire DHOS/E2 n°266 du 30 Avril 2002 relative à la mise en œuvre du programme national de lutte contre la douleur 2002-2005 dans les établissements de santé.

Le discours politique : normes et idéaux

Qu'est-ce qu'un plan ? Nous souhaitons revenir sur les propos de G. Canguilhem qui en donne une définition assez éloquente : « En toute rigueur l'unité d'un Plan, ce serait l'unité d'une unique pensée. Mythe bureaucratique et technocratique, le Plan c'est le vêtement moderne de l'unité de Providence. Comme il est assez clair qu'une assemblée de commissaires et une réunion de machines ont quelque mal à se donner pour une unité de pensée, il faut bien admettre qu'on puisse hésiter à dire du Plan ce que La Fontaine disait de la providence, qu'elle sait ce qu'il nous faut mieux que nous ».[117] C'est par cette définition que nous souhaitons évoquer ces plans car cette succession de plans se présente comme connaissance et maîtrise de la douleur par le politique qui affiche l'image de collectifs unifiés et soudés autour de mêmes objectifs se mobilisant pour l'intérêt commun.

Toutefois, avant de poursuivre, nous souhaitons souligner que les différents plans nous paraissent légitimes s'agissant des douleurs telles que celles du cancer, postopératoires, de fin de vie, etc., compte tenu de leur nature.

D'ailleurs, il va de soi que face à de telles douleurs, les pouvoirs publics mettent légitimement en place des mesures pour améliorer la condition des patients. C'est le fait de proposer des solutions standardisées pour tous les types de pathologie, signe d'uniformité et hélas caractéristique de notre temps, qui nous semble complètement inadapté à la réalité clinique.

La médication : une volonté politique

Actuellement la morphine est utilisée dans le traitement de la douleur chronique. Elle n'est pas uniquement prescrite pour les personnes atteintes de cancer à un stade bien

---

[117] G. Canguilhem, *Le Normal et le pathologique*, Paris, Puf, 1992, p. 184.

avancé. Elle est parfois proposée à des patients sans lésion pour qui la douleur résiste à tous les traitements médicamenteux proposés jusqu'alors. Elle est alors administrée par différentes formes (orale, péridurale) comme si elle était la seule solution à une douleur paroxystique.

De plus, ce qui est paradoxal, c'est que d'un côté il est réclamé aux médecins de réduire les dépenses de santé et d'un autre côté de rendre aisé l'accès à certains médicaments et thérapeutiques. Les pouvoirs publics considèrent que grâce à ces nouvelles mesures, les différents acteurs de la santé, proposeront une thérapeutique efficace au patient douloureux chronique. Pourtant, lorsque des traitements antalgiques sont correctement prescrits et à dose suffisante, une plainte persistante ne devrait-elle pas entraîner, au lieu d'un supplément de médication, un autre type d'investigation, l'augmentation de posologie ne garantissant en rien l'analgésie ?

Dans les présents plans, l'arsenal thérapeutique est un modèle. Ce qui peut paraître tout à fait légitime pour certaines douleurs mais pas pour les patients douloureux chroniques, tels que nous les rencontrons au CETD. D'ailleurs, quel poids ce modèle fait-il porter aux soignants quand ils échouent à soulager le patient ? D'autre part, ces mesures mettent en avant le fait qu'il y aurait une ou plusieurs thérapeutiques pour venir à bout de la douleur. Cependant, existerait-il un produit qui serait susceptible de guérir notre insatisfaction ?

Les pouvoirs publics estiment que la médecine peut répondre à toutes les attentes. Or la clinique révèle qu'il n'est pas toujours possible de réduire la douleur du patient voire de la supprimer. Parfois, celle-ci est inextinguible. Elle ne peut pas toujours être résorbée.

Toute la question au fond est de savoir si la médecine peut se soutenir de ses propositions.

La douleur : une donnée évaluable et objectivable ?

Des échelles de mesure de la douleur sont aussi proposées au patient dans les services hospitaliers (échelle visuelle analogique où l'extrémité gauche marque l'absence de la douleur et celle de droite la douleur maximale, le patient donnant une note comprise entre 0 et 10 pour indiquer l'intensité actuelle de sa douleur). Ces échelles sont, pour le corps médical, un moyen de saisir ce qu'il en est de la douleur de l'autre. Ce qui en soi est un leurre car la douleur s'éprouve, elle n'est pas douleur d'une lésion mais d'un sujet. Comment, en effet, mesurer ce qui est de l'ordre d'une expérience, d'un ressenti ? Les pouvoirs publics ne tententils pas de transformer une expérience subjective en un fait objectif ? En fait, inciter les usagers hospitaliers à utiliser les échelles de mesure n'est-t-il pas une manière de ramener la douleur à une certaine rationalité ? D'ailleurs, l'usage des protocoles n'est-il pas de produire un langage compréhensif sur la douleur ? Dans cette perspective, la douleur doit se lire selon une certaine intelligibilité, se décliner à partir de certains paramètres qui déclarent la saisir, se dire selon une certaine modalité et ne peut être pensée en dehors d'une certaine rationalité. Manière, sans doute, d'éradiquer toute équivoque. Mais comme le rappelle Marcel Czermak : « qu'a-t-on vu s'installer par voie réglementaire ou non avec une infiltration désastreuse dans la vie quotidienne, des conduites à tenir qui seraient supposées parer à tout (…) Les bonnes conduites à tenir peuvent être très utiles, mais pour en effectuer une liste, il faut savoir ce qu'on vise. Que visent tous nos protocoles ? Ils visent à parer tout, dans une procédure que nous-mêmes avons fomentée en faisant croire aux gens que nous pouvions vivre dans un monde dépourvu de contingence » (…) « On veut être dans une société de réparation, omnivalente, omniprésente. Elle s'avère être une société de complaisance qui récuse l'aléatoire, le malheur, le désastre, alimentée par la science qui fait miroiter le fantasme qu'il y aurait une réparation. Réparation de quoi ? Personne ne sait ce qu'est un dommage, alors on le chiffre (...) Chacun est l'objet de dommages divers, avec une incitation à la revendication, appel à une omnipotence folle où il y aurait quelque part un lieu qui viendrait réparer tout dommage chez tout sujet et donc tout épargner à chacun ce fait que, quoi qu'on fasse, il y a de la casse, des dégâts. On ne peut concevoir l'être humain sans la dimension de la faille, du bazar, du dégât. Le désastre est là comme une composante inexorable de toute parole, de tout amour, de toute action publique ».[118] De plus, si les protocoles constituent un acquis indiscutable pour les soignants, il fait naitre un espoir : celui d'une réponse immédiate à la douleur du patient, voire même une réponse parfaite. Pourtant, la clinique révèle que la réalité est tout autre. D'autre part, les protocoles privilégient le général alors que nous avons affaire au singulier.

Par conséquent, ces mesures s'appliquent-elles à la douleur ? Ce n'est pas une question simple. Si le soignant tient compte de ces recommandations, il est important que celles-ci n'obturent pas la possibilité d'une rencontre avec un patient et d'envisager chaque cas de manière singulière.

La question, au fond, qui se pose c'est comment se déplace-t-on à l'intérieur de ces recommandations ? Autrement dit, à partir de ces agencements, y a-t-il des marges de manœuvre possibles ? Comme le suggère J. Oury, « il y a une certaine contradiction entre l'appareil technique qui nous est imposé et le respect d'un itinéraire qu'on pourrait dénommer un itinéraire efficace ».[119] Et cet itinéraire, comme le souligne J. Oury, n'est pas connu d'avance puisqu'il s'agit de celui du patient.

C'est pourquoi, en réduisant la complexité de la douleur à des symboles déchiffrables, nous limitons la capacité de

---

[118] Interview de M. Czermak, « Destruction de la psychiatrie, disparition du citoyen ? », dans JFP 2003/2 (n°19), Erès, pp. 21-23.
[119] J. Oury, *Le collectif, Le séminaire de Sainte-Anne*, op.cit., p. 165.

penser ce vaste champ qu'est la douleur. Même si l'usage des échelles ainsi que des questionnaires permet d'obtenir quelques informations concernant la douleur du patient, celles-ci, comme le signale Jean Clavreul, « ne peuvent servir qu'à resserrer l'univers concentrationnaire où tout sera organisé pour qu'aucune surprise ne vienne déranger l'ordre ».[120]

Du coup, évaluer n'est pas uniquement obtenir une donnée sur la douleur en vue de l'éradiquer. L'individu se trouve aussi « fixé » à cette évaluation, assigné à telle place d'où il lui sera difficile de se déloger. C'est pourquoi nous pensons comme Georges Zimra que : « l'évaluation est une assignation à résidence d'un sujet dans un champ sémantique qui prétend le dire et le saisir et duquel il n'aura aucune liberté de se soustraire ou de s'extraire ».[121]D'ailleurs, la clinique n'a de cesse de témoigner de ce phénomène. C'est l'évaluation qui représente la douleur du sujet et non plus le sujet qui peut exprimer sa douleur.[122] Cette rationalisation de la douleur par l'utilisation de protocoles ne consiste-t-elle pas à se retrancher derrière un discours hermétique qui ne permet pas de s'engager dans le domaine de la parole ? Et comme le fait remarquer M. Czermak, « l'autre devient une directive protocolaire, qui viendrait garantir un standard, la

---

[120] J. Clavreul, *L'ordre médical*, Paris, Seuil, 1978, p. 44.

[121] G. Zimra, *Résister à la servitude*, Paris, Berg International, 2009, p.158.

[122] Philippe Lançon, victime des attentats de Charlie-Hebdo de janvier 2015, fait part de cette expérience. Au retour d'une intervention chirurgicale portant sur la reconstruction de ses lèvres, il éprouve des difficultés à respirer, suffoque. Le personnel soignant averti porte plus d'attention au saturomètre qui indique une très bonne oxygénation qu'à ce qu'il ressent. « *Vous dites que vous ne respirez pas, mais ce n'est qu'une impression, en réalité vous respirez !* ». « *On m'a montré le chiffre qui démentait mes suffocations, sans doute, dit-il, pour me convaincre qu'il était temps de les faire cesser pour correspondre à ce que les chiffres indiquaient* », *Le lambeau*, Paris, Gallimard, 2018, p. 254.

norme et exigerait de tout un chacun l'alignement sur des positions identiques ».[123]

Les protocoles : l'homogénéisation gagne sur la singularité

En ce temps où il s'exerce une fascination pour ce qui est chiffrable, la douleur confronte chaque professionnel du CETD à l'impossibilité d'apporter une réponse chiffrable. Ce qui nous amène à ce constat, à savoir que ce qui est tant convoité par les politiques de santé pour lutter contre la douleur ne peut malheureusement pas s'écrire selon la grammaire connue.

Ce que nous tentons de spécifier, c'est que derrière les évidences assénées sur la douleur, il y a la douleur du patient et celle-ci n'a rien à voir avec les évidences.

Dans ce cadre, unifier une langue commune sur la douleur ne relève-t-il pas du fantasme ?

Standardisation de la douleur

Comme les plans de lutte contre la douleur l'indiquent, il n'est pas envisageable que la douleur ne puisse pas être soulagée. A chaque fois que surgit un problème, le soignant doit réagir pertinemment face au problème. Pourtant, le caractère complexe de la douleur montre qu'elle ne peut être réduite au registre mécanique. Quand nous cherchons à lire dans l'Autre de quoi il retourne, nous nous trouvons face à l'insoluble énigme que constitue l'autre.

Maîtriser le Réel

Enfin, que retenir de ces plans de lutte contre la douleur ? Ces plans qui font de la douleur une donnée objectivable ne

---

123 M. Czermak, *L'élision du regard dans la psychanalyse*, op.cit., p.16.

font-ils pas fi du réel,[124] à entendre comme impasse signifiante ?

D'autre part, les différents plans qui se succèdent visent à penser la question de la douleur en termes d'objet connu, alors que nous l'envisageons sur fond d'impossible notamment quand la douleur fait apparaître cette dimension du réel, rebelle à toute symbolisation, point d'ombilic irréductible, de reste inassimilable – ce que la clinique auprès de patients douloureux révèle quand quelque chose ne se symbolise pas. Néanmoins, cette douleur comme point de réel peut parfois disparaître quand elle est ressaisie dans un acte de parole. Du moins, c'est ce que nous avons tenté de démontrer à partir de nos observations cliniques.

Par ailleurs, la médecine n'est-elle pas investie par les pouvoirs publics de cette fonction de traiter « l'intraitable » ?

D'une politique de lutte contre la douleur à une politique de la prévention

Ce qui nous intéresse aussi dans ce présent propos, c'est le lien qui peut exister entre le déploiement de plus en plus technique de la prise en charge de la douleur chronique et le discours politique. Quel dispositif le gouvernement a-t-il mis en place ? Par dispositif, nous entendons la façon effective dont sont articulés les éléments censés gouverner. Nous faisons ici référence tout particulièrement aux travaux de Michel Foucault. Nous proposons de revenir sur ce point un peu plus loin. Mais, pour l'heure, revenons à ce terme de dispositif. La prise en charge des patients douloureux est définie comme une urgence. Mais s'agit-il de celle des pouvoirs publics ou de celle des médecins ? Cette question ne fait l'objet d'aucun débat entre les acteurs de la santé et les politiques. L'urgence est de traiter rapidement la douleur

---

[124] Nous faisons une distinction entre le réel tel que l'a défini Lacan dans son enseignement, à savoir cette part d'inconnaissable, qui est hors sens et le réel scientifique qui a une réalité concrète, tangible.

chronique. Ce qui pourtant ne va pas de soi, comme le dévoile la clinique. L'enjeu est de faire en sorte que les patients qui présentent des douleurs chroniques rebelles (adjectif qui pose d'ailleurs bien des questions quant à sa définition), cessent non seulement d'avoir mal mais aussi d'agir sur celles-ci avant même que ces dernières n'apparaissent.

De ce point de vue, il semble qu'une transformation de la médecine s'est opérée. En effet, nous sommes passés d'un dispositif de lutte contre la douleur à un dispositif de prévention de celle-ci. Elle devient l'objet de toutes les attentions aussi bien curatives que préventives.

Michel Foucault avait déjà une pensée visionnaire concernant l'évolution de la médecine. La prise en compte par l'État de la vie de la population, dont son principal souci est sa régulation, est à référer à ce qu'il formula comme l'émergence d'un biopouvoir. Ce biopouvoir, comme nous allons l'analyser, s'étend à de nombreux domaines. C'est ce qu'il nomme « le phénomène de la médicalisation indéfinie ».

Soigner ou rééduquer la douleur ?

Si la médecine évolue de plus en plus vers le champ de la prévention, s'agit-il alors pour les médecins de soigner ou d'éduquer ? Et de rééduquer à quelles fins ? Certainement à des fins d'adaptation sociale du fait que ces douleurs se traduisent, notamment, par un dysfonctionnement social.

La douleur : un handicap social ?

Dans cette perspective, la douleur est envisagée comme un handicap par les pouvoirs publics du fait que le corps du patient est perçu comme déficitaire. Ce qui est alors demandé aux médecins n'est-il pas de remettre le corps du patient en l'état de bien fonctionner dans la visée de répondre à la logique du Marché qui est d'être productive ? Dès lors, un déplacement s'est opéré. Le médecin qui était au service du malade va être maintenant au service de l'impératif social. Lucien Israël se posait déjà ces questions concernant certaines spécialités médicales. Il s'agissait notamment des médecins conseils et des médecins du travail. Pour lui, « Le médecin est pris dans un nouveau dilemme. Doit-il protéger son malade contre les exigences sociales et mêmes familiales en délivrant les certificats que d'aucuns appelleront certificat de complaisance, ou bien doit-il inciter le malade à reprendre le plus vite possible son rôle actif et productif au sein de la collectivité ? Défilent alors des slogans : « *le bien commun prime sur le bien du sujet* », des images de jeunes ouvriers à rendement élevé, de jeunes paysans à forte productivité, de jeunes couples bons reproducteurs. C'est une caricature, bien sûr. Mais quel médecin n'est pas tenté plusieurs fois par jour de se dire : cet homme ou cette femme ne travaille pas, alors qu'objectivement ils en seraient capables. Finalement, c'est moi qui les entretiens, je ne vois pas pourquoi je les dispenserais plus longtemps de leur activité professionnelle. Insensiblement, l'idéologie médicale devient idéologie utilitaire et productive. Le médecin est constamment exposé à devenir agent de productivité, et du même coup les dispenses qu'il accorde deviennent des faveurs ». [125] Dans ce cas, la question de savoir si le patient est en souffrance n'a pas grande importance. Le sujet devient l'objet d'une prise en charge d'un dysfonctionnement dans le paysage social. Ladite prise en charge consiste alors dans la réduction de ce dysfonctionnement.

Nous proposons donc de développer ci-après les logiques du discours socio-économique à l'œuvre dans les politiques publiques de santé.

---

125 L. Israël, « La demande du malade », dans *Le médecin face au désir*, op.cit., p. 199.

La réglementation psychique : les logiques des discours à l'œuvre dans les politiques publiques de santé

Le texte de loi initié par B. Kouchner, qui fait de la douleur une priorité nationale, participe de la même logique que l'amendement Accoyer sur la réglementation des psychothérapies,[126] ou le rapport de l'Inserm[127] (Institut national de la santé et de la recherche médicale) sur l'efficacité des différentes approches psychothérapeutiques.

Nous proposons de revenir, d'une part, sur le rapport de l'Inserm et d'autre part sur l'amendement Accoyer pour développer notre point de vue.

L'expertise collective rendue publique, le 26 février 2004, diligentée d'abord par B. Kouchner puis par W. Dab (directeur général de la santé en août 2003) et par plusieurs chercheurs de l'Inserm met en avant le caractère non scientifique de l'approche psychanalytique, dans la mesure où il n'est pas possible de mesurer les effets de cette pratique sur le patient. D'ailleurs, W. Dab considère que « *ce qui n'est pas évalué n'est pas scientifique* ».[128] Selon ce principe, seul ce qui est reconnu est évaluable, à savoir une méthode basée sur la preuve qui répond aux critères en vigueur. Toutefois, comme le suggère P. Landman, « la tyrannie de la preuve est un outil politique et économique bien plus qu'une ambition thérapeutique et éthique ». [129]

Quant à l'amendement Accoyer, sa visée était de protéger les citoyens de psychothérapeutes agissant pour le compte de

---

126 Article 52 de la loi n° 2004-806 du 9 Août 2004.

127 Cf. Un ouvrage d'expertise collective, *Psychothérapie : trois approches évaluées*, Paris, Edition Inserm, 2004. Je renvoie également le lecteur à l'analyse minutieuse faite par S. Thibierge et C. Hoffmann dans leur article « A propos du rapport de l'Inserm sur l'évaluation des psychothérapies », dans *L'évaluation*, JFP 2007/2 (n° 29) Erès, pp. 48-51.

128 Déclaration à Libération du 27.02.2004.

129 Cf. P. Landman, « De la peur du fou à la parole des patients », dans *Aux bords la folie*, Éditions Esprit, 2015 3/4, (Mars-Avril), pp. 52- 60.

sectes, des charlatans, et ceci en réglementant la pratique de la psychothérapie. Vœu au demeurant louable, sauf qu'il n'a pas impliqué les acteurs concernés dans la rédaction de son amendement et qu'aucun débat public n'a eu lieu. Il était stipulé dans cet amendement que seuls les psychologues diplômés ainsi que les médecins étaient autorisés à pratiquer la psychothérapie, même si ces derniers n'ont aucune formation dans ce domaine. Par conséquent, seuls pouvaient exercer cette activité les médecins ou psychologues « ayant les qualifications professionnelles requises », celles-ci devant être fixées par décret. Les personnes ne possédant pas ces qualifications (à savoir le titre de médecin ou celui de psychologue clinicien) « pourront toutefois continuer leur activité si elles l'exercent depuis plus de cinq ans, à condition de satisfaire à une évaluation de leurs connaissances par un jury dans un délai de trois ans ».[130] Ceci nous amène à faire un certain nombre de remarques.

Si la psychanalyse se tenait plutôt dans l'espace privé, elle se tient désormais dans l'espace public dans la mesure où l'État porte de l'intérêt à la réglementation des rencontres humaines. Mais comment évaluer et contrôler ce qui se passe au titre d'une psychothérapie alors que la psychanalyse ne peut pas se réduire à une technique de soin ? D'ailleurs, qu'entendons-nous par soin ? S'agit-il de l'accueil qui est réservé à un sujet ou un soin médical ? D'autre part, comment se mesure l'efficience d'un travail avec un sujet ? Par une remise en circulation d'une certaine subjectivité qui était en souffrance ou selon des critères administratifs ? « Un analyste ne s'autorise que de lui-même et que de quelques autres selon l'aphorisme célèbre de Lacan, nous rappelle M. Czermak, et certainement pas d'un texte de loi. Or, nous dit-il, nos vies sont de plus en plus réglées par des textes sourds

130 *Tous les psys en pleine cure de Loi.* Voté à l'Assemblée le 8 Octobre, un amendement vise à réglementer les professions des soins psychiques, en exigeant des qualifications (cf. *Libération* du 25 Octobre 2003)

à la parole, des contrats plutôt que des pactes ».[131] D'ailleurs, comme le rappelle P. Landman : « L'évaluation est par définition la mesure d'une valeur. Or, on se demande rarement quelle est la valeur qu'on veut mesurer ». D'autre part, indique-t-il, « personne ne peut aujourd'hui dire qu'il sait ce qu'il faut faire pour guérir les psychotiques. Alors, il y a l'engagement humain, qui ne satisfait pas les comptables ».[132] De plus, il n'existe pas de cure « standard ». Chaque cure s'édifie à partir d'un scénario singulier. Ainsi, inclure dans l'amendement Accoyer la psychanalyse en l'évaluant selon des critères bureaucratiques formatés, c'est tout bonnement méconnaître ce qui est à l'œuvre dans une cure analytique : la parole de l'analyste peut produire un effet sur le sujet mais qui n'est pas mesurable selon les critères de l'Inserm. Et comme le rappelle Gérard Pommier, dans son texte : *Transparence : bon prétexte pour petits meurtres d'âmes* : « La psychanalyse est par principe inévaluable : il sera toujours impossible de cadrer son effet sur les critères habituels de la santé, puisque la notion de soin d'une maladie suppose un retour à un état de bonne santé antérieur. Or, la cure psychanalytique ne restitue pas un état antérieur : elle invente un sujet nouveau, auquel elle fait gagner une position qu'il n'avait jamais connue auparavant. La psychanalyse échappe ainsi aux critères quantifiables qui régissent le libéralisme ».[133]

Par ailleurs, depuis de nombreuses années, comme le rappellent R. Gori et M.-J. Del Volgo dans leur ouvrage : *La santé totalitaire*, une modalité de gestion dite « évaluation et démarche qualité » a progressivement investi les rapports humains dans le travail, puis dans les services médicaux et sociaux, dont les modes d'évaluation se font sur le mode protocolaire et par le biais de l'accréditation. M. Czermark

---

[131] M. Czermak, *Patronymies*, op. cit., p. 41.

[132] P. Landman, *op. cit.*

[133] G. Pommier, *« Transparence : Bon prétexte pour petits meurtres d'âmes »*, dans *Le Symptôme*, La revue lacanienne, 2001/1 (n°5) pp.163-168.

nous rend attentifs à ce signifiant « accréditation » qui évoque la crédibilité qui nous est accordée ou pas : « on vous donnera, on vous retirera le crédit qui vous est fait. Votre valeur sera pesée, soupesée, évaluée, voir invaluée. »[134]

Du bon usage des soins

Toutefois, ce n'est pas un fait nouveau comme le rappelle Élisabeth Roudinesco, dans son ouvrage : *Le patient, le thérapeute et l'État*. Depuis 1991, l'évaluation devient obligatoire dans toutes les disciplines médicales. Ainsi, le coût d'une pathologie, la qualité des soins, son efficacité, le temps passé avec un malade, sont depuis fort longtemps soumis à une évaluation. Signalons, avec elle, que les procédures d'évaluation du psychisme sont apparues déjà à partir des années 1970. Pourtant, la souffrance psychique est en soi inévaluable.

Et pourtant, les pouvoirs publics supposent que l'anomalie psychique peut être dépistée tout comme l'est la maladie organique, comme si les deux s'équivalent. C'est nier à l'évidence toute la complexité de l'appareil psychique.

D'ailleurs, le dépistage psychique est déjà à l'œuvre dans le domaine éducatif. En témoigne, d'ailleurs, le programme de « dépistage de la souffrance psychique » élaboré par le Ministère de la Santé et paru au journal officiel du 11 décembre 2003, intitulé : « *La santé des élèves : programme quinquennal de prévention et d'éducation* ». E. Roudinesco souligne à ce propos que dépister la souffrance psychique induit que l'on considère chaque sujet comme malade. En effet, en l'espèce, l'enfant que l'on nomme communément « agité », nous dit-elle, est traité comme un malade à qui il est prescrit de la ritaline. N'est-ce pas un moyen de ne rien savoir de son malaise ? Nous arrivons à ce constat qui est de dépister les individus précocement afin de prévenir les

---

[134]M. Czermak, *L'élision du regard dans la psychanalyse*, op. cit., p. 17.

risques. Mais de quel risque s'agit-t-il ? Encore faudrait-il s'entendre sur le risque en question. Comme si un enfant qualifié de perturbateur par le milieu enseignant, détecté précocement, pouvait devenir un risque pour le corps social à l'âge adulte.

Du coup, la médecine a elle-même évolué. Il ne s'agit plus maintenant d'expliciter l'origine d'un symptôme mais de le prédire.

Du curatif au préventif

Avant de poursuivre sur les politiques de santé actuelles, nous souhaitons revenir à Georges Canguilhem, qui sur ce sujet, se réfère à un petit livre de G.K. Chesterton intitulé : *L'erreur médicale.* Il y dénonce la propension fréquente chez les écrivains politiques et les réformateurs à déterminer l'état du mal social avant d'en proposer les remèdes. Nous souhaitons avant de poursuivre, repréciser cette proposition. Actuellement, non seulement « le mal » est diabolisé mais en plus il faut éradiquer le mal avant même qu'il n'apparaisse.

Dans cette optique, l'Institut national de prévention et d'éducation pour la santé (Inpes) a lancé une vaste campagne en 2008 d'information sur la dépression de l'adulte. Des spots télévisés et radiophoniques ainsi que des dépliants ont été diffusés pour informer le citoyen de la dépression et les moyens mis en place pour lutter contre elle. Cette diffusion massive a pour visée d'informer le citoyen que la dépression est une maladie, qu'elle ne cesse de progresser au point de devenir un problème de santé publique. D'ailleurs, pour l'OMS (Organisation mondiale de la santé), la dépression est devenue la deuxième maladie la plus invalidante dans le monde. Une personne sur cinq serait atteinte de dépression et elle toucherait 305 à 400 millions de personnes dans le monde. C'est pourquoi elle doit être soignée de toute urgence selon l'Inpes. Pourtant, le documentaire intitulé *Dépression : une épidémie mondiale ?* réalisé par Michèle Dominici, en 2014, auprès de spécialistes de différents champs (psychiatres, anthropologues, sociologues), mené dans plusieurs pays tels que l'Allemagne, les États-Unis, le Japon, la Suisse et la France, révèle comment nos sociétés se sont mises à créer de la dépression à grande échelle et comment ce terme médical s'est imposé à tous depuis le DSM. Précisons que DSM signifie manuel diagnostic et statistique des troubles mentaux. Mentionnons également que le DSM impose à chaque clinicien la même définition de la dépression, à partir de critères identiques, afin que dans le monde entier les psychiatres trouvent un langage commun. D'ailleurs, cette traduction de symptômes en signes n'a-t-elle pas fait proliférer le diagnostic de dépression ?

Indiquons qu'avant les années 1980, deux psychiatres n'arrivaient pas à s'accorder sur le même diagnostic de dépression. C'est pourquoi, ce manuel a été créé pour faciliter le diagnostic. Cependant, la simplicité d'usage du DSM conduit les patients eux-mêmes à se diagnostiquer sous simple questionnaire. Le risque n'est-il pas alors l'usage abusif d'un terme qui relève du domaine de la santé ? Et le danger n'est-il pas que des problèmes de la vie quotidienne deviennent un problème psychiatrique ? Du coup, la moindre fatigue ou tristesse sera considérée comme une pathologie alors que la déprime est inséparable de la vie.

Et enfin, de confondre les dépressions les plus sévères avec des dépressions mineures ? De médicaliser la tristesse et le mal-être ? D'ailleurs, dans la dernière version du DSM-5, une tristesse qui dure plus de 15 jours suite à la perte d'un proche est considérée comme un deuil pathologique et comme le craignent P. Landman et d'autres collègues qui appartiennent au collectif Stop DSM, le risque est la prescription d'antidépresseur à la moindre souffrance.[135]

Signalons d'ailleurs que la parution du DSM-5 a reçu un accueil controversé et critique de la part même de celui qui

---

135 « DSM-5 Le manuel qui rend fou » dans *Le Monde* du 15 Mai 2013.

avait participé et dirigé la quatrième édition parue en 1994 : Allen Frances. Le prestigieux Institut américain de la santé mentale (National Institute of Mental Health) aux États-Unis ainsi que le collectif Stop DSM, en France, s'accordent à dénoncer la profusion de troubles, de désordres, de pathologies, l'incitation aux traitements médicamenteux même pour des troubles mineurs, l'intérêt des laboratoires pharmacologiques dans la création de nouvelles maladies ainsi que des classifications arbitraires sans fondement scientifique.

D'autre part, notre société contemporaine reposant sur l'esprit d'initiative et d'entreprise, majore des idéaux d'adaptation rapide. Par conséquent, l'état déprimé doit être traité rapidement pour que l'individu retrouve très vite ses performances. La dépression est alors envisagée comme un handicap et perçue négativement au même titre que la douleur chronique.

Par ailleurs, cette prévention de la santé, sous couvert de protéger le citoyen, n'est-elle pas une façon de contrôler les individus pour soi-disant le bien. Mais de qui ? Des citoyens ou de l'État ? Ainsi, la proposition de loi de rétention de sûreté, initiée par Rachida Dati, concernant les délinquants sexuels, pédophiles et les criminels participe du même principe. Qu'est-ce que cette loi de rétention de sûreté ? « la loi de rétention de sureté adoptée le 25 février 2008, nous dit Mireille Delmas-Marty, qui permet de maintenir un condamné en détention, après exécution de sa peine, pour une durée d'un an, renouvelable indéfiniment, sur le seul critère de dangerosité ». [136]

Rappelons les éléments principaux de cette proposition de loi. La loi de 2008 comporte trois nouveautés. Premièrement, une prolongation de la prison pour des condamnés ayant purgé leur peine et ce en raison de leur

[136] M. Delmas-Marty, *Libertés et sûreté dans un monde dangereux*, Paris, Seuil, 2010, p.8.

dangerosité potentielle. Deuxièmement, juger des malades mentaux qui étaient auparavant déclarés irresponsables. La maladie mentale est *de facto* perçue comme dangereuse. Et troisièmement : la dangerosité criminologique, c'est-à-dire, « l'ensemble des facteurs environnementaux susceptibles de favoriser l'émergence d'un passage à l'acte ».[137]Pour évaluer cette dangerosité, une commission[138] a été mise en place, composée de juristes, de criminologues, de sociologues, de psychologues et de psychiatres. Et avec elle, la demande de pronostic a remplacé celle du diagnostic. La juriste Mireille Delmas-Marty nous rend attentive à ce terme de « dangerosité criminologique ». Reprise comme une évidence, cette formule deviendra la base de la législation. Or, malgré la symétrie apparente, les différences sont considérables car la dangerosité psychiatrique relève du diagnostic qui peut être fait par l'expert médical, alors que la dangerosité dite criminologique se confond avec un pronostic de réitération ou de récidive, dont on ignore quel type d'expert pourrait l'établir, d'autant qu'il est sans doute, dans son principe même impossible ».[139]

De plus, nous dit-elle, « les psychiatres soulignent qu'en règle générale « *un crime fou n'est pas le crime d'un fou* » et il était opportun que le rapport Burgelin rappelle que « *les personnes atteintes de troubles mentaux sont présupposées à tort dangereuses* ».[140]

Comme le souligne Daniel Zagury, expert psychiatre auprès des tribunaux de Paris et chef de service au Centre psychiatrique du Bois de Bondy en Seine Saint-Denis, l'association de la maladie mentale et du crime n'est pas vraie statistiquement et n'est pas vrai du tout. Et que les crimes les plus atroces sont commis, pour la plupart, par des hommes

---

137 *Op cit.*, p. 45.
138 L'avis de cette commission va conditionner la décision du juge.
139 *Ibid.*, p. 63.
140 *Id.*, p. 62.

ordinaires.[141] En plus, comme le souligne habilement M. Czermak, « on connaît le grand malaise des psychiatres et des magistrats devant ces cas qui oscillent entre la prison et l'hôpital. Sont-ils à sanctionner ? Sont-ils à traiter ? ».[142] Question au demeurant complexe sur laquelle il est difficile, nous semble-t-il, de légiférer.

Que retenir de cette loi ? D'abord, ce glissement de criminel à criminel potentiel, puis, le fait que le sécuritaire prend le pas sur la politique pénale. Autrement dit, une personne supposée dangereuse peut aujourd'hui être incarcérée avant même d'avoir commis un délit ou un crime et ce uniquement pour la neutraliser. Ensuite, le fait qu'autrefois, le juge statuait sur des faits et la peine encourue était proportionnelle à sa gravité (d'ailleurs, le criminel était déclaré criminel uniquement s'il était reconnu coupable et responsable), alors qu'aujourd'hui, les personnes ne vont plus être jugées à partir d'actes commis mais à partir d'une potentielle récidive et ce dans l'unique perspective de les mettre hors d'état de nuire.

Dans cette perspective, il ne s'agit plus dès lors de juger des personnes sur ce qu'elles ont fait mais sur ce qu'elles sont, sous-entendant ainsi que ce qu'elles ont fait à un moment donné de leur vie, font d'elles des criminels ou des délinquants sexuels à perpétuité. Prédire un acte, c'est-à-dire anticiper la récidive, en faisant appel à une commission pluridisciplinaire, n'est-ce pas aussi participer du fantasme de tout maîtriser ? Comme l'indique Mireille Delmas-Marty, s'appuyant sur les propos de Jean-Yves Camus : « Le mythe d'une sécurité totale, qui semble avoir été, sinon légitimé, du

---

141 Cf. l'émission sur France Culture du 20.02.2018, « A voix nue. La psychiatrie ordinaire ». Signalons, au passage, son ouvrage, *La barbarie des hommes ordinaires,* qui a paru aux Editions de l'Observatoire (Paris, 2018).

142 M. Czermak, « Ya-t-il une doctrine de la responsabilité en psychiatrie ? », dans *Faut-il juger et punir les malades mentaux criminels*, JFP 2001/2 (n°13), Erès, pp. 3-5.

moins libéré par la guerre contre le terrorisme, « *se fonde sur l'illusion qu'il serait possible de prévoir le futur avec certitude et de le contrôler par anticipation* ».[143]

Par ailleurs, n'est-il pas alors supposé que les membres de la commission détiennent un savoir sur le criminel ou le déviant sexuel, savoir qui prétend le définir ? Pourtant, comme l'amène Lacan, aucun signifiant ne peut répondre de ce que je suis.

Nouvelle acception de la santé : l'épanouissement

Ceci posé. Que retenir ?

La médecine, porteuse d'un certain idéal, ne s'occupe plus du malade tel qu'il est, mais plutôt du malade tel qu'il devrait être. Michel Foucault avait déjà avancé cette idée des décennies plus tôt : « la médecine ne doit plus être seulement le corpus des techniques de la guérison et du savoir qu'elles requièrent, elle enveloppera aussi une connaissance de l'homme en santé c'est-à-dire à la fois une expérience de l'homme non malade, et une définition de l'homme modèle ».

D'ailleurs, la santé se définit aujourd'hui comme un état de complet bien-être physique, mental et social, et ne consiste pas seulement en une absence de maladie ou d'infirmité.[144]

Le bien-être devient, par conséquent, la nouvelle norme à atteindre validée par les politiques de santé au point qu' « en juin 2011, souligne Mathieu Bellahsen, le Conseil de l'Union Européenne a invité les Etats Membres à considérer la santé mentale et le bien-être comme une priorité sanitaire »[145] M. Bellahsen rappelle dans son ouvrage *La santé mentale* que « depuis 2007 l'État finance à hauteur de plusieurs millions d'euros la création de la Fondation Fondamental qui a pour

---

143 M. Delmas-Marty, *op. cit*., p.30.

144 Définition de la santé par l'Organisation mondiale de la santé (OMS)

145 *Op. cit.*, p. 77.

objet le soutien à la recherche scientifique en santé mentale. Ce courant dominant, nous dit-il, valorise la recherche tournée exclusivement vers le cerveau qui devient l'organe de référence des troubles de santé mentale. Au psychisme est substituée le cerveau, à la psychiatrie est substituée la neurologie. » [146]

Autrement dit, la santé mentale devient le nouveau Graal et elle doit être traitée de la même façon que la santé physique. Non seulement la santé positive l'emporte sur la maladie mais en plus la médecine prédictive va bientôt emboiter le pas sur la médecine préventive.

D'autre part, la préoccupation du bien-être des individus ne s'accroît-elle pas considérablement dans la visée de renforcer la productivité économique ? Eu égard à ce que nous avons amené, le bien-être devient un capital avec toute la connotation économique que recouvre ce terme. Celle-ci est désormais envisagée sous l'angle du profit.

Et comme le souligne avec une grande finesse Pierre Zaoui : « Capital santé que l'on pourrait infiniment faire fructifier alors que vivre en vérité c'est vivre sans garantie, dans des agencements à jamais provisoires et aux résultats jamais incertains ».[147]

Nouvelles préoccupations sanitaires : une santé positive

Toutefois, la santé mentale promeut une santé mentale « positive ». Qu'est-ce que ce terme recouvre ? Elle encourage l'individu à développer ses ressources. En d'autres termes, elle est axée sur l'entreprise de soi, sur le fait de se gouverner.

---

[146] M. Bellahsen, *La santé mentale. Vers un bonheur sous contrôle,* Paris, La Fabrique, 2014, p. 69.

[147] P. Zaoui, *La traversée des catastrophes*, Paris, Seuil, 2010, p. 65.

Se « gouverner soi-même » fait écho au « souci de soi »[148] de Michel Foucault mais toute la question est de savoir, au fond, quelle est la nature de ce soi dont le sujet est censé s'occuper ? Le « souci de soi » est apparemment centré sur une nouvelle conception de l'existence alors qu'autrefois le « souci de soi », tel que l'a conceptualisé M. Foucault, voulait dire se connaître. Actuellement, cela signifie davantage « se transformer », « se réaliser » « s'adapter », « être acteur de son changement », « être compétitif », « entreprendre ».[149] Dans le langage même, les idéaux de la société marchande sont proposés. Et effectivement, ces verbes, issus d'un champ sémantique positif, sont porteurs des idées propices au management.

Cependant, comme l'indiquait Maud Mannoni, « on a fait croire que la santé devrait devenir un bien consommable et on a oublié qu'un certain « mal-être » est inhérent à tout trajet vivant ».[150] Mais c'est, sans doute, comme le suggère Jean Clavreul : « parce que l'ordre médical est solidaire d'une idée précise de la normalité qu'il exclut qu'on vive avec certaines affections chroniques, certaines infirmités, certaines tares, héréditaires ou non, et encore plus qu'on meure alors qu'il serait possible de vivre ».[151] Cette question paraît effectivement complètement éludée dans notre société postmoderne.

---

148 Nous renvoyons le lecteur au développement minutieux de Michel Constantopoulos consacré à cette question à partir des travaux de Michel Foucault au chapitre « Le souci de soi, revu par Foucault » dans son ouvrage *En-jeux de l'Autre*, Toulouse, Erès/ Arcanes, 2009, pp. 70-90.

149 On peut se référer ici aux travaux du philosophe et sociologue Jean-Pierre Le Goff notamment *La barbarie douce. La modernisation aveugle des entreprises et de l'école,* Paris, La Découverte, 2003, 138 p., qui décrit la prolifération de la rhétorique managériale qui, au nom de la nécessaire « modernisation », enjoint les individus d'être toujours plus « performants ».

150 M. Mannoni, *La théorie comme fiction*, Paris, Seuil, 1979, p.178.

151 J. Clavreul, *ibid.*, p. 227.

Être en bonne santé : une logique normative et disciplinaire ?

Vu sous cet angle, la médecine n'évolue-t-elle pas alors vers une discipline du normal et du pathologique, pour reprendre le titre du livre de Georges Canguilhem ?

Avant de poursuivre, il est bon de rappeler que jusqu'à la fin du XVIIIème siècle, la médecine se référait plus à la santé qu'à la normalité. C'est à partir du XIXème siècle qu'elle évolue vers une visée normative. « Cette médecine normative, selon Foucault, s'établit dans la régularisation des procédés et des produits industriels. Comme la surveillance et avec elle, la normalisation devient un des grands instruments de pouvoir à la fin de l'âge classique ».[152]

Il est important de rappeler, avec M. Foucault, que la médecine avait déjà une fonction disciplinaire aux XVIIème et XVIIIème siècles. Elle devait effectivement identifier les populations à risque, les contrôler. Toutefois, ce qui a changé, c'est qu'il est réclamé d'elle d'augmenter les potentialités des individus à des fins économiques. Non seulement l'anomalie est réprimée mais en plus, les individus doivent être conformes à une certaine image de la société.

L'individu doit, par conséquent, adopter son comportement à ce qui est attendu de lui. Cela nous évoque le Panopticon de Bentham dont parle Foucault dans son ouvrage *Surveiller et punir*, qui conduisait les prisonniers à se comporter de telle manière à éviter la sanction et ce, du fait d'être sous le regard permanent d'un œil.

Dès lors, la visée des pouvoirs publics n'est-elle pas la promesse de bien-être aux individus, de rendre celui-ci accessible ?

---

152 M. Foucault, *Surveiller et punir*, Paris, Gallimard / Nrf, 1975, p. 216.

Le bien-être : nouveau credo de notre modernité et des politiques de santé

Aujourd'hui, le discours des pouvoirs publics s'oriente vers le bien commun qui présuppose que le sujet peut disposer d'objets qui lui permettent d'accéder au bien-être et à la jouissance, en somme, d'incarner la plénitude phallique et ce dans le souci de l'égalité de tous.

Cette aspiration au bonheur n'est pas une donnée nouvelle de la modernité comme le note Hannah Arendt. « L'idéal n'est pas nouveau, il était clairement indiqué dans le postulat de l'économie politique classique : le but ultime de la *vita activa,* c'est l'accroissement des richesses, l'abondance et « le bonheur du plus grand nombre ». Et qu'est-ce, finalement, que cet idéal de la société moderne, sinon le vieux rêve des misérables qui a son charme tant qu'il demeure un rêve, mais se révèle marché de dupe dès qu'il se réalise ».[153]

Si nous nous tenons à cette définition du bonheur, il serait le même pour tous alors que comme l'indique fort habilement P. Zaoui, la quête du bonheur n'est pas comparable d'un individu à un autre. « Pour Primo Levi, dit-il, il y avait semble-t-il encore une certaine forme d'espérance dans le bonheur, même dans les camps, même en hiver, mais c'était une espérance réduite à la nudité du besoin (« ne plus avoir froid ») et par là même vouée à être sans cesse et tragiquement déçue et remplacée par une autre : quand le soleil du printemps paraît enfin, c'est l'attente d'un « ne plus avoir faim » qui devient l'expression ultime du bonheur, et quand, par exception, la faim se trouve rassasiée et que les coups ne pleuvaient pas trop, c'est le besoin de revoir ses proches absents qui devient la manifestation du bonheur, ou plus exactement de ce que Levi appelle la possibilité insigne d'être pour quelques heures « malheureux à la manière des

153 H. Arendt (1958), *Condition de l'homme moderne,* Paris, Poche, 2002, p.184.

hommes libres ».[154] C'est pourquoi cette vision hédoniste qui laisse supposer que le bonheur[155] est à portée de tous, bonheur qui rappelons-le est envisagé sous l'angle de l'épanouissement individuel, du bien-être, n'est rien d'autre, nous semble-t-il, qu'en finir avec la souffrance. On espère la dompter, la neutraliser. En somme, la proscrire.

Pourtant, le texte *Le Malaise dans la civilisation*[156] de Freud montre que les choses ne sont pas si simples. Rappelons ce qu'il nous dit. Pour Freud, les hommes aspirent au bonheur. Cette aspiration a deux faces : un but négatif, éviter la douleur et le déplaisir, et un but positif, vivre de fortes sensations de plaisir. Or, cette visée ne peut être atteinte. Selon lui, tout l'ordre de l'univers s'y oppose. Rappelons qu'il amène cette idée lumineuse que le penchant à l'agression est une prédisposition pulsionnelle originelle chez l'homme et qu'il existerait une part maudite dans chaque être humain qui serait inhérente à l'espèce humaine et que face à cela il n'existe pas de solution.[157]

---

[154] P. Zaoui, *op.cit.*, p. 285.

[155] J. Starobinski nous rappelle « qu'en France, dans la philosophie des Lumières, qui se détourne du dogme religieux, le bonheur est lié au sentiment de l'existence, et pour se sentir exister, il faut sentir- sentir sans relâche, comparer ses sensations, ce qui n'est autre que réfléchir. Chaque sensation est un nouvel éveil. » in *La beauté du monde,* Paris, Quarto Gallimard, 2016, p.1023. Il est intéressant de voir que chaque siècle a une définition différente du bonheur. Le siècle des Lumières fait la part belle à la connaissance alors que le XXIème siècle conçoit le bonheur sous l'angle du profit.

[156] S. Freud (1929), *Le Malaise dans la civilisation*, *op.cit.*

[157] D'ailleurs, selon lui, le commandement « *Aime ton prochain comme toi-même* » est impraticable. De son point de vue, « l'homme est tenté de satisfaire son besoin d'agression aux dépens de son prochain, d'exploiter son travail sans dédommagements, de l'utiliser sexuellement sans son consentement, de s'approprier ses biens, de l'humilier, de lui infliger des souffrances, de le martyriser et de le tuer. *Homo Homini lupus*, qui aurait le courage, en face de tous les enseignements de la vie et de l'histoire, de s'inscrire en faux contre cet adage ? ». S. Freud, *Malaise dans la civilisation*, op.cit., p.65.

Or le discours actuel laisse croire que cela peut être possible.

En d'autres termes, la nature de l'homme est fondamentalement bestiale. *L'homme est un loup pour l'homme* pour reprendre la maxime d'Hobbes. L'instinct de mort domine effectivement sa vie.

Pour conclure

De quoi la douleur chronique est-elle le nom ? Telle est la question que nous avons été amenée à nous poser à partir des plaintes insistantes des patients, douleurs qui rappelons-le résistent à être soulagées. Même plus, douleurs désarmantes par leur ténacité. Nous souhaitions faire part de cette difficulté, de cette clinique déroutante. Nous avons abordé ce sujet à partir de ce que la clinique nous enseigne et à partir d'un certain champ qui est celui de la psychanalyse. Champ qui recoupe d'autres domaines : médical et politique. Nous avons volontairement procédé par ce tissage pour souligner toute la complexité du sujet en question. En somme, tracer un chemin arborescent comme autant de points d'angle.

Notre démarche a été de montrer que la douleur ne correspond pas nécessairement à un trouble organique, à un signe clinique tel que le définit la médecine, ni à un phénomène subjectif qui constitue l'expression d'un conflit inconscient tel que le suggère la psychanalyse. Bien que cela n'exclut pas que dans certaines circonstances elle puisse être un symptôme. La douleur procède d'autre chose. Ce qui a retenu notre attention c'est la douleur comme impossible métaphorisation. Et ce sont les difficultés rencontrées, par chacun des professionnels, dans la prise en charge du patient qui nous a amenée à cette hypothèse.

De plus, la douleur revêt plusieurs formes comme nous l'a enseigné Freud, qui a tenté d'en saisir les déterminants complexes. Rajoutons la dimension de la jouissance présente dans la douleur quand celle-ci ne veut pas céder. Le patient n'est pas prêt à y renoncer. C'est pourquoi il n'est pas toujours possible de la supprimer.

Actuellement, le politique tend à promouvoir des moyens pour assurer le bien-être des individus leur assénant une façon de faire. Autrement dit, il simplifie les problématiques humaines. D'une certaine façon, il tente d'imposer un modèle unique à chaque individu pour le détourner du tourment existentiel propre à tout être humain.

Les pouvoirs publics peuvent bien évidemment soutenir que « *la douleur n'est pas une fatalité* ». Il ne s'agit pas pour autant de croire que la médecine va pouvoir systématiquement la résorber. Parfois, c'est le cas. D'autres fois, elle n'y parvient pas. Il existe effectivement une différence qui est de taille entre un discours établi par les pouvoirs publics et l'expérience clinique. D'ailleurs, il est certain, pour tous ceux qui sont confrontés quotidiennement dans leur pratique au patient douloureux chronique, que la douleur n'est pas qu'une affaire de technique. De plus, il ne suffit pas d'appliquer un protocole pour que celle-ci disparaisse. La plupart du temps, la douleur se dérobe à toute prise. Toutefois, quand la douleur est problématisée dans une dialectique, il est possible que la douleur cède, et ce en dehors de toute intervention coercitive. C'est le transfert qui fait son œuvre et ne relève d'aucune logique protocolaire ni d'aucun modèle à l'identique.

Insistons sur ce point. L'ambition de traiter la douleur est une tâche humble, prétendre la résoudre systématiquement est un projet vain comme l'atteste la clinique dans un service de médecine. C'est pourquoi la suppression de toutes les douleurs est un objectif qui demeure inatteignable. La douleur continuera toujours à questionner, quand bien même la question elle-même suspend la possibilité de répondre.

Enfin, nous souhaitons terminer notre propos par une parabole scénique, en revenant sur le film : *A Serious Man* (2009) des frères Coen. Il arrive, dans l'existence quotidienne du personnage principal, des événements invraisemblables qui l'accablent. Pour tenter de percer le mystère de ses tribulations, il court de rabbin en rabbin, persuadé que ceux-ci pourront décrypter ces malédictions. Toutefois, chaque rabbin a sa propre interprétation des faits. Aucune n'est plus valable qu'une autre. Le personnage principal est renvoyé au principe d'incertitude d'Heisenberg, que lui-même enseigne.

Index des noms

Références bibliographiques

Arendt H. (1961), *Condition de l'homme moderne*, Paris, Calamann-Levy/ Pocket, 1983.

Artaud A., *Cahiers d'Ivry Février 1947-Mars 1948 : Artaud, dernières imprécations,* Paris, Gallimard, 2011.

Assoun P-L., *Corps et Symptôme,* Paris, Anthropos, 2009 (3ème édition).

Assoun P-L., *Leçons psychanalytiques sur corps et Symptôme.* Tome 1. Clinique du corps, Paris, Economica, 1997.

Aulagnier P., Perrier F., Rosolato G., Valabrega J-P., *Le désir et la perversion*, Paris, Le Seuil / Point, 1967.

Baszanger I., *Douleur et médecine, la fin d'un oubli*, Paris, Seuil, 1995.

Beffa K., *Comment parler de musique ?*, Paris, Collège de France/ Fayard, 2013.

Bellahsen M., *La santé mentale. Vers un bonheur sous contrôle*, Paris, La fabrique, 2014.

Benjamin W., *Ecrits français*, Cher, Essai Folio, 2003.

Breton A. (1937), *L'amour fou*, Paris, Gallimard / Folio, 1976.

Canguilhem G., *Le Normal et le pathologique*, Paris, Puf, 1992.

Chemama R., L*a Jouissance, enjeux et paradoxes*, Ramonville Sainte-Agne, Erès/Humus, 2007.

Cheroux C. et Lampe A., *Edvard Munch, l'œil moderne*, Paris, Catalogue d'exposition, 2011.

Clavreul J., *L'ordre médical*, Paris, Seuil, 1978.

Constantopoulos M., *En-jeux de l'Autre*, Toulouse, Erès/Arcanes, 2009.

Czermak M.,"Y a-t-il une doctrine de la responsabilité en psychiatrie ?," dans *Faut-il juger et punir les malades mentaux criminels ?*, Erès, JFP 2001/ 2 (n°13), pp 3-5.

Czermak M.,"Pourquoi m'as-tu si mal foutu ?," *dans L'arrêt Perruche ou les problèmes posés par la biologie au droit,* Erès, JFP 2002/3 (n°17), pp 31-32.

Czermak M., "Edito" dans *Destruction de la psychiatrie, disparition du citoyen ?*, Erès JFP 2004/2 (n°19)

Czermak M., *Patronymies,* Paris, Erès, 2012.

De Clerambault G., (1921), *L'érotomanie*, Paris, Les empêcheurs de tourner en rond, 2002.

Debray R., *Carnet de route,* Paris, Quarto Gallimard, 2016.

Delmas-Marty M., *Libertés et sûreté dans un monde dangereux*, Paris, Seuil, 2010.

De Richaud A., *La douleur.* Paris, Grasset, 1931.

Didi-Huberman G., *Invention de l'hystérie, Charcot et l'iconographie photographique de la Salpêtrière,* Paris, Editions Macula, 2012.

Duras M., *La douleur*, Paris, Gallimard /Folio, 1985.

Fedida P., *Des bienfaits de la dépression*, Paris, Odile Jacob, 2001.

Forest P., *L'enfant éternel*, Paris, Folio, 1997.

Foucault M., *Histoire de la folie à l'âge classique*, Tel /Gallimard, 1961.

Foucault M., *L'archéologie du savoir*, Paris, Tel/Gallimard, 1969.

Foucault M., *Surveiller et punir*, Paris, Gallimard / NRF, 1975.

Freud S. (1890), "Le Traitement psychique", dans *Résultat, Idées, Problèmes I.* Paris, Puf, 1984, pp. 1-23.

Freud S. (1893), *Quelques considérations pour une étude comparative des paralysies motrices organiques et hystériques* dans Résultats, idées, problèmes I. Paris : Puf, 1984, pp. 45-59.

Freud S., Breuer J. (1895), *Etudes sur l'hystérie,* Paris, Puf, 1986.

Freud S. (1895), "Esquisse d'une psychologie scientifique", dans *La naissance de la psychanalyse*, Paris, Puf, 1956, pp. 307-396.

Freud S. (1887-1902), *La Naissance de la psychanalyse*, Paris, Puf, 1956.

Freud S. (1890-1920), *Résultats, Idées, Problèmes I,* Paris, Puf, 1984.

Freud S. (1894-1924), *Névrose, psychose et perversion*, Paris, Puf, 1973.

Freud S.(1914), "Pour introduire le narcissisme", dans *La vie sexuelle*, Paris, Puf, 1969, pp. 81-105.

Freud S. (1915), "Deuil et mélancolie", dans *Métapsychologie*, Paris, Gallimard, 1968. pp. 145-171.

Freud S. (1915), "Le refoulement", dans *Métapsychologie*, Paris, Gallimard, 1968. pp. 45-63.

Freud S. (1915-1917), "Angoisse et vie pulsionnelle," dans *Nouvelles conférences d'introduction à la psychanalyse*, Paris, Gallimard, 1984, pp. 130 et suiv.

Freud S. (1920), "Au-delà du principe de plaisir", dans *Essais de psychanalyse*, Paris, Payot, 1981, pp. 49-128.

Freud S. (1920), "Rapport d'expert sur le traitement électrique des névroses de guerre", dans *Résultats, Idées, Problèmes I*, Paris, Puf, 1984, pp. 249-253.

Freud S. (1921-1923), "*Le moi et le ça*" dans *Œuvres complètes, Psychanalyse, Vol XVI,* Paris, Puf, 2003, pp. 257-301

Freud S. (1924), "Le problème économique du masochisme" dans *Névrose, psychose et perversion*, Paris, Puf, 1973, pp. 287-297.

Freud S. (1926), *La question de l'analyse profane*, Paris, Gallimard/ NRF, 1985.

Freud S. (1926), *Inhibition, symptôme et angoisse*. Paris, Puf, 1993.

Freud S. (1929), *Malaise dans la civilisation*, Paris, Puf, 1971.

Freymann J-R., *L'inconscient pour quoi faire ?*, Toulouse, Erès/Arcanes, 2018.

Gary R., *La promesse de l'aube*, Paris, Gallimard, 1960.

Hassoun J., *L'exil de la langue, Fragments de la langue maternelle*, Paris, Point Hors Ligne, 1993.

Hassoun J., *Les passions intraitables*, Paris, Champs Flammarion, 1999.

Hoffmann C. et Thibierge S., « A propos du rapport de l'Inserm sur l'évaluation des psychothérapies », dans *L'évaluation,* JFP 2007/2 (n° 29), Erès, 2007.

Israël L., *Le médecin face au désir,* Strasbourg, Erès/ Arcanes, 2005.

Jadin J.-M., Ritter M., *La jouissance au fil de l'enseignement de Lacan,* Toulouse, Erès/ Actualité de la psychanalyse, 2009.

Kureischi H., *Le corps*, Paris, Christian Bourgois Editeur, 2002.

Lacan J., Le séminaire, Livre II (1954-1955), *Le Moi dans la théorie de Freud et dans la technique de la psychanalyse*, Paris, Seuil, 1978.

Lacan J., Le séminaire, Livre III (1955- 1956), *Les psychoses,* Paris, Seuil, 1975.

Lacan J., Le Séminaire, Livre IV(1956-1957), *La relation d'objet*, Paris, Seuil, 1994.

Lacan J., Le séminaire, Livre X (1962-1963), *L'angoisse*, Paris, Le Seuil, 2004.

Lacan J., Le séminaire, Livre VII (1959-1960), *L'éthique de la psychanalyse*, Paris, Seuil, 1986.

Lacan J. , Le Séminaire, Livre XI (1964), *Les quatre concepts fondamentaux de la psychanalyse*, Paris, Le Seuil, 1973.

Lacan J., *La place de la psychanalyse dans la médecine*, Conférences et débats du Collège de médecine à la Salpêtrière, Séminaire inédit, Leçon du 16 février 1966.

Lacan J. (1971), " Lituraterre", dans *Autres écrits*, Paris, Seuil, 2001, pp. 11-20.

Lacan J., *La troisième,* Séminaire inédit, Leçon du 1er novembre 1974.

Lacan J., *Conférence à Genève sur le symptôme*, séminaire inédit, Leçon du 4 octobre 1975.

Lançon P., *Le lambeau*, Paris, Gallimard/ Nrf, 2018.

Landman P., "De la peur du fou à la parole des patients", dans *Aux bords la folie*, Revue *Esprit*, mars-avril 2015, pp. 52- 60.

Le Clezio J.-M. G., *Le jour où Beaumont fit connaissance de sa douleur,* Paris, Gallimard /Mercure de France, 1965.

Le Goff J-P., "La modernisation manquée" dans *Le Débat 20 ans*, mai-août 2000/3, (n° 110), Paris, Gallimard, 2000, pp.232-237.
Mannoni M., *La théorie comme fiction*, Paris, Le Seuil, 1979.
Michaux H., *Bras cassé*, Paris, Fata Morgana, 1973.
Molière (1673), *Le Malade imaginaire*, Paris, Folio-Gallimard,1999.
Moulin A-M., « Le corps face à la médecine », dans *Histoire du corps 3. Les mutations du regard. Le XXème Siècle*, Paris, Seuil/Points, 2006.
Nobécourt L., *La démangeaison*, Paris, Grasset, 2009 (1ère édition : 1994)
Oury J., *Le collectif : le séminaire de Sainte-Anne*, Paris, Champ social, 2005.
Perrier F., *La chaussée d'Antin. Œuvres psychanalytiques I et II*, Paris, Albin Michel, 2008.
Pommier G., *L'amour à l'envers, Essai sur le transfert*, Paris, Puf, 1995.
Pommier G., *Le dénouement d'une analyse*, Paris, Flammarion, 1996.
Pommier G., *« Transparence : Bon prétexte pour petits meurtres d'âmes »*, dans *Le Symptôme*, La revue lacanienne, 2001/1 (n°5)
Raimbault G., *Clinique du réel*, Paris, Seuil, 1982.
Rey R., *Histoire de la douleur*, Paris, La découverte/ Poche, 1993.
Roudinesco E., *Le patient, le thérapeute et l'État*, Paris, Fayard, 2004.
Starobinski J., *L'encre de la mélancolie*, Paris, Seuil, 2012.
Starobinski J., *La beauté du monde*, Paris, Quarto/Gallimard, 2016.
Stendhal (1822), *De l'amour*, Paris, Folio-Gallimard, 1980.
Weyergans F., *Franz et François*, Paris, Grasset /Folio, 1997.
Zaoui P., *La traversée des catastrophes*, Paris, Seuil, 2010.
Zimra G., *Résister à la servitude*, Paris, Berg Internationnal, 2009.

Circulaires et textes de loi :

Circulaire DGS DH n° 98 47 du 4 février 1998 relative à l'identification des structures de lutte contre la douleur chronique rebelle.

Loi n° 2002-303 du 4 Mars 2002 relatif aux droits des malades.

Circulaire DHOS/E2 n°266 du 30 Avril 2002 relative à la mise en œuvre du programme national de lutte contre la douleur 2002-2005 dans les établissements de santé.

Article 52 de la loi n° 2004-806 du 9 Août 2004.

Œuvres cinématographiques :

Aux deux colombes de Sacha Guitry (1949)
La vérité de Henri-Georges Clouzot (1960)
The Misfits (*Les désaxés*) de John Huston (1961)
La sirène du Mississipi de François Truffaut (1969)
La nuit américaine de François Truffaut (1973)
Le dernier métro de François Truffaut (1980)
La femme d'à côté de François Truffaut (1981)
Still Walking de Hirokasu Kore-Eda (2008)
A Serious Man de Ethan et Joel Coen (2009)
Vous allez rencontrer un bel et sombre inconnu de Woody Allen (2010)
Her de Spike Jonze (2014)

Table des matières

Structures éditoriales du groupe L'Harmattan

L'Harmattan Italie
Via degli Artisti, 15
10124 Torino
harmattan.italia@gmail.com

L'Harmattan Hongrie
Kossuth l. u. 14-16.
1053 Budapest
harmattan@harmattan.hu

L'Harmattan Sénégal
10 VDN en face Mermoz
BP 45034 Dakar-Fann
senharmattan@gmail.com

L'Harmattan Cameroun
TSINGA/FECAFOOT
BP 11486 Yaoundé
inkoukam@gmail.com

L'Harmattan Burkina Faso
Achille Somé – tengnule@hotmail.fr

L'Harmattan Guinée
Almamya, rue KA 028 OKB Agency
BP 3470 Conakry
harmattanguinee@yahoo.fr

L'Harmattan RDC
185, avenue Nyangwe
Commune de Lingwala – Kinshasa
matangilamusadila@yahoo.fr

L'Harmattan Congo
67, boulevard Denis-Sassou-N'Guesso
BP 2874 Brazzaville
harmattan.congo@yahoo.fr

L'Harmattan Mali
Sirakoro-Meguetana V31
Bamako
syllaka@yahoo.fr

L'Harmattan Togo
Djidjole – Lomé
Maison Amela
face EPP BATOME
ddamela@aol.com

L'Harmattan Côte d'Ivoire
Résidence Karl – Cité des Arts
Abidjan-Cocody
03 BP 1588 Abidjan
espace_harmattan.ci@hotmail.fr

L'Harmattan Algérie
22, rue Moulay-Mohamed
31000 Oran
info2@harmattan-algerie.com

L'Harmattan Maroc
5, rue Ferrane-Kouicha, Talaâ-Elkbira
Chrableyine, Fès-Médine
30000 Fès
harmattan.maroc@gmail.com

Nos librairies en France

Librairie internationale
16, rue des Écoles – 75005 Paris
librairie.internationale@harmattan.fr
01 40 46 79 11
www.librairieharmattan.com

Lib. sciences humaines & histoire
21, rue des Écoles – 75005 Paris
librairie.sh@harmattan.fr
01 46 34 13 71
www.librairieharmattansh.com

Librairie l'Espace Harmattan
21 bis, rue des Écoles – 75005 Paris
librairie.espace@harmattan.fr
01 43 29 49 42

Lib. Méditerranée & Moyen-Orient
7, rue des Carmes – 75005 Paris
librairie.mediterranee@harmattan.fr
01 43 29 71 15

Librairie Le Lucernaire
53, rue Notre-Dame-des-Champs – 75006 Paris
librairie@lucernaire.fr
01 42 22 67 13

www.ingramcontent.com/pod-product-compliance
Lightning Source LLC
LaVergne TN
LVHW021216061026
849535LV00008B/2760